＼なんくるないさ！／
病理学

力がつく病理学問題集

執筆・解説 ● **安谷屋 均** 医学博士

なんくるないさ〜

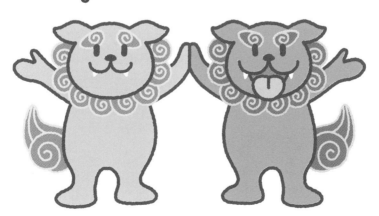

SENKOSHA

CONTENTS

\なんくるないさ！/
病理学

力がつく病理学問題集

PART 1

基礎固め！
穴埋め問題編

まずは穴埋め問題を解いて、基礎固めをしよう。
用語の意味や基本的な知識を、
多くの問題をこなし、「書く」ことで、
徹底的に覚えよう。これで病理学もこわくない！

基本が大事！

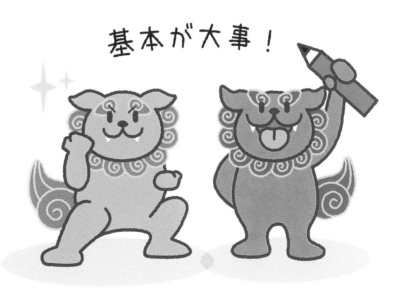

解いて覚えよ！

第1章 病理学の概念

空欄に当てはまる語句を書きましょう。

問1 正常な状態でみられない人体の構造と機能の異常を＿＿＿＿＿＿＿＿と
呼ぶ。

問2 症候群とは、症状と＿＿＿＿＿＿＿＿の集まりをいう。

問3 病気の急性と慢性の中間を＿＿＿＿＿＿＿＿という。

問4 病気からの回復が以前の機能レベルまで達しない場合を
＿＿＿＿＿＿＿＿という。

問5 予想される病気の行く末を＿＿＿＿＿＿＿＿という。

問6 みための異常、すなわち形態的な変化を伴った病態を＿＿＿＿＿＿＿＿
変化という。

問7 病理診断には＿＿＿＿＿＿＿＿と組織診断がある。

問8 病死した患者を解剖し、病気の原因などを検査することを
＿＿＿＿＿＿＿＿という。

問9 異常が発生している組織の一部を採取し、診断する方法を
＿＿＿＿＿＿＿＿という。

問10 医薬品の効果や副作用を投薬前に分子レベルで検査する方法を
＿＿＿＿＿＿＿＿診断という。

問11 外因と内因を総称して＿＿＿＿＿＿＿＿＿という。

問12 内因は＿＿＿＿＿＿＿＿＿要因、外因は環境要因ともよばれる。

問13 内因には素因、遺伝子・染色体異常、内分泌障害、＿＿＿＿＿＿＿＿＿のの異常がある。

問14 素因には一般的素因と＿＿＿＿＿＿＿＿＿がある。

問15 外因には物理的因子、化学的因子、生物学的因子、＿＿＿＿＿＿＿＿＿があある。

問16 甲状腺がんの物理的因子に＿＿＿＿＿＿＿＿＿がある。

問17 主な生活習慣病に高血圧、高脂血症（脂質異常症）、肥満、＿＿＿＿＿＿＿＿＿病がある。

問18 医療行為が原因となり発生する病気を＿＿＿＿＿＿＿＿＿という。

問19 四大公害病に水俣病、第二水俣病、四日市ぜんそく、＿＿＿＿＿＿＿＿＿がある。

問20 疾病は循環障害、炎症、代謝異常、先天異常・遺伝子異常＿＿＿＿＿＿＿＿＿に大別できる。

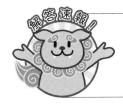

問1 ● 病気　問2 ● 徴候　問3 ● 亜急性　問4 ● 後遺症　問5 ● 予後　問6 ● 器質的
問7 ● 細胞診断　問8 ● 病理解剖　問9 ● 組織診断　問10 ● コンパニオン
問11 ● 病因　問12 ● 宿主　問13 ● 免疫機能　問14 ● 個人的素因（または体質）　問15 ● 栄養障害
問16 ● 放射線　問17 ● 糖尿　問18 ● 医原病　問19 ● イタイイタイ病　問20 ● 腫瘍

第2章　細胞・組織の障害と修復

空欄に当てはまる語句を書きましょう。

問1　細胞は、損傷に対して＿＿＿＿＿＿＿＿＿＿する能力をもっている。

問2　特定の機能をもつ細胞・組織が別の機能をもつ細胞・組織へと変化することを＿＿＿＿＿＿＿＿＿という。

問3　正常ではみられない物質が細胞・組織に沈着することを＿＿＿＿＿＿＿＿＿＿という。

問4　加齢により卵巣などが萎縮するのは＿＿＿＿＿＿＿＿＿萎縮である。

問5　栄養不足にみられる萎縮は＿＿＿＿＿＿＿＿＿萎縮である。

問6　長期間の寝たきりなどの原因により筋萎縮が起こることを＿＿＿＿＿＿＿＿＿萎縮または無為萎縮という。

問7　通常の萎縮とは異なる萎縮を＿＿＿＿＿＿＿＿＿形成という。

問8　トレーニングにより筋細胞の容積が増加する肥大を＿＿＿＿＿＿＿肥大という。

問9　ある器官の機能を補うためにおこる肥大を＿＿＿＿＿＿＿＿＿肥大という。

問10　妊娠時にみられる子宮壁の肥厚を＿＿＿＿＿＿＿＿＿という。

問11　肥大と過形成の両者の要素が複合して起きることを＿＿＿＿＿＿＿＿＿という。

問12 心筋梗塞は＿＿＿＿＿＿＿＿＿＿壊死の形をとる。

問13 脳軟化症は＿＿＿＿＿＿＿＿＿＿壊死の形をとる。

問14 肺結核は壊死部分がチーズ状の＿＿＿＿＿＿＿＿＿＿壊死を認める。

問15 壊死に陥った組織に腐敗菌が感染すると＿＿＿＿＿＿＿＿＿＿を起こす。

問16 あらかじめプログラム化された細胞の死を＿＿＿＿＿＿＿＿＿＿という。

問17 再生能力がみられない筋組織に＿＿＿＿＿＿＿＿＿＿がある。

問18 病変部に形成される新鮮な結合組織を＿＿＿＿＿＿＿＿＿＿と呼ぶ。

問19 肉芽組織から膠原組織のみに置き換わることを＿＿＿＿＿＿＿＿＿＿という。

問20 創傷治癒過程において、過剰に膠原線維が蓄積することで治癒後にみられる紅色の皮膚結節を＿＿＿＿＿＿＿＿＿＿という。

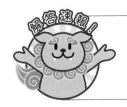

解答速報！

問1 ● 適応　問2 ● 化生　問3 ● 変性　問4 ● 生理的　問5 ● 病的　問6 ● 廃用性　問7 ● 低
問8 ● 作業性　問9 ● 代償性　問10 ● 過形成　問11 ● 腫大　問12 ● 凝固　問13 ● 融解（液状）
問14 ● 乾酪　問15 ● 壊疽　問16 ● アポトーシス　問17 ● 心筋　問18 ● 肉芽組織　問19 ● 瘢痕
問20 ● ケロイド

第3章 循環障害

解いて覚えよ！

空欄に当てはまる語句を書きましょう。

問1　毛細血管から出た血漿成分が組織中に過剰に貯留した状態を
　　　　　＿＿＿＿＿＿＿＿＿＿＿＿という。

問2　体内から体液が失われた状態を＿＿＿＿＿＿＿＿＿＿という。

問3　局所で動脈血の血流量が増加した状態を＿＿＿＿＿＿＿＿＿＿という。

問4　静脈血の血流量が増加した状態を＿＿＿＿＿＿＿＿＿＿という。

問5　動脈の血液量が減少することで起こる局所的な低酸素状態を
　　　　　＿＿＿＿＿＿＿＿＿＿＿＿という。

問6　動脈血が減少し細胞が壊死した状態を＿＿＿＿＿＿＿＿＿＿という。

問7　出血には＿＿＿＿＿＿＿＿＿＿出血と漏出性出血がある。

問8　呼吸器系で起きた出血が口から排出されることを＿＿＿＿＿＿＿＿＿＿と
いう。

問9　消化管からの出血が肛門から排出されることを＿＿＿＿＿＿＿＿＿＿と
いう。

問10　皮膚や粘膜に起きた出血を＿＿＿＿＿＿＿＿＿＿と呼ぶ。

問11　血管や心臓内で血液が凝固してできた凝固物を＿＿＿＿＿＿＿＿＿＿と
いう。

問12 血管を塞ぐ原因となる物質を＿＿＿＿＿＿＿＿＿＿＿＿という。

問13 血液循環障害により組織が壊死に陥る状態を＿＿＿＿＿＿＿＿＿＿＿＿という。

問14 下肢深部静脈血栓が肺で塞栓症をおこすことを＿＿＿＿＿＿＿＿＿＿＿＿症候群という。

問15 大きな壊死巣の周囲が肉芽組織に置き換わる現象を＿＿＿＿＿＿＿＿＿＿＿＿という。

問16 血管が塞がれたとき、血流は＿＿＿＿＿＿＿＿＿＿＿＿とよばれる代替路を流れる。

問17 門脈圧亢進症により食道＿＿＿＿＿＿＿＿＿＿＿＿、メドゥサの頭、痔核の疾患がみられる。

問18 血液循環の異常により血圧が低下し、十分な血液供給を得られず全身の臓器が機能不全に陥った状態を＿＿＿＿＿＿＿＿＿＿＿＿という。

問19 高血圧症は最大血圧が140mmHg以上、かつ／または最小血圧が＿＿＿＿＿＿＿＿＿＿＿＿mmHg以上をいう。

問20 高血圧を分類すると＿＿＿＿＿＿＿＿＿＿＿＿高血圧と続発性高血圧がある。

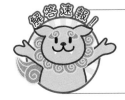

解答速報！

問1 ● 浮腫　問2 ● 脱水　問3 ● 充血　問4 ● うっ血　問5 ● 虚血　問6 ● 梗塞　問7 ● 破綻性
問8 ● 喀血　問9 ● 下血　問10 ● 紫斑　問11 ● 血栓　問12 ● 塞栓　問13 ● 梗塞
問14 ● エコノミークラス　問15 ● 器質化　問16 ● 側副循環路　問17 ● 静脈瘤　問18 ● ショック
問19 ● 90　問20 ● 本態性

第4章 | 炎症と免疫、移植

解いて覚えよ！

空欄に当てはまる語句を書きましょう。

問1　炎症の4徴候は発赤、腫脹、疼痛、＿＿＿＿＿＿＿＿＿＿である。

問2　炎症の4徴候に＿＿＿＿＿＿＿＿＿＿を加えて炎症の5徴候という。

問3　炎症時にはたらく血球は＿＿＿＿＿＿＿＿＿＿である。

問4　炎症時に出る液体を＿＿＿＿＿＿＿＿＿＿という。

問5　急性炎症で最初に反応する炎症細胞は＿＿＿＿＿＿＿＿＿＿である。

問6　ケミカルメディエーターは＿＿＿＿＿＿＿＿＿＿の徴候を引き起こす化学伝達物質である。

問7　インターフェロンは＿＿＿＿＿＿＿＿＿＿と呼ばれるタンパク質である。

問8　蓄膿症は、＿＿＿＿＿＿＿＿＿＿性炎で滲出性炎の1つである。

問9　肝硬変は、細胞の増殖を特徴とする＿＿＿＿＿＿＿＿＿＿性炎である。

問10　肺結核は＿＿＿＿＿＿＿＿＿＿と呼ばれる小結節を形成する特異性炎である。

問11　免疫には獲得免疫と＿＿＿＿＿＿＿＿＿＿がある。

問12　抗体は＿＿＿＿＿＿＿＿＿＿ともよばれるタンパク質である。

問13 液性免疫を担うリンパ球は＿＿＿＿＿＿＿＿＿＿球である。

問14 ワクチンは＿＿＿＿＿＿＿＿＿免疫を利用した予防接種である。

問15 抗体を接種する血清療法は＿＿＿＿＿＿＿＿免疫を利用したものである。

問16 他人の臓器や組織片を移植すると、移植片が変性し脱落することがある。この現象を＿＿＿＿＿＿＿＿という。

問17 免疫系の機能が正常にはたらかず、病原体に対する抵抗力が低下した病態を＿＿＿＿＿＿＿＿という。

問18 アナフィラキシーショックは＿＿＿＿＿＿＿型アレルギーでみられる。

問19 自己を非自己と認識してしまう疾患を＿＿＿＿＿＿＿という。

問20 関節リウマチ(RA)は＿＿＿＿＿＿＿病の１つである。

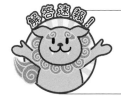

解答速報！

問1 ● 発熱　問2 ● 機能障害　問3 ● 白血球　問4 ● 滲出液　問5 ● 好中球　問6 ● 炎症
問7 ● サイトカイン　問8 ● 化膿　問9 ● 増殖　問10 ● 肉芽腫　問11 ● 自然免疫
問12 ● 免疫グロブリン　問13 ● Bリンパ　問14 ● 能動　問15 ● 受動　問16 ● (移植) 拒絶反応
問17 ● 免疫不全症　問18 ● Ⅰ (アナフィラキシー・即時)　問19 ● 自己免疫疾患　問20 ● 膠原

解いて覚えよ！

第 5 章 ｜ 感染症

空欄に当てはまる語句を書きましょう。

問 1　病原体が体内に侵入し、定着・増殖することを＿＿＿＿＿＿＿＿＿＿という。

問 2　インフルエンザのようにある特定の期間や地域で患者数が増加することを
＿＿＿＿＿＿＿＿＿＿という。

問 3　以前からあった感染症がいったん沈静化したが、近年再び増加してきた
感染症を＿＿＿＿＿＿＿＿＿＿とよぶ。

問 4　病原微生物に感染してから身体に症状が出るまでの期間を
＿＿＿＿＿＿＿＿＿＿とよぶ。

問 5　病原微生物に感染しながら、長期間にわたって症状が現れないことを
＿＿＿＿＿＿＿＿＿＿という。

問 6　免疫力の低下により病原性の低い病原微生物に感染することを
＿＿＿＿＿＿＿＿＿＿という。

問 7　ヒトからヒトへ感染して起こる感染症を＿＿＿＿＿＿＿＿＿＿感染という。

問 8　汚染されたタオルや食器に触れることによる感染を＿＿＿＿＿＿＿＿＿＿
感染という。

問 9　咳やくしゃみなどにより感染することを＿＿＿＿＿＿＿＿＿＿感染という。

問10　動物などからヒトに感染することを＿＿＿＿＿＿＿＿＿＿感染症という。

問11　母体から胎児に感染することを＿＿＿＿＿＿＿＿＿感染という。

問12　皮膚を介して体内に侵入し感染することを＿＿＿＿＿＿＿＿感染という。

問13　グラム染色法により紫色に染まる細菌をグラム＿＿＿＿＿＿＿＿菌と呼ぶ。

問14　ウイルスは＿＿＿＿＿＿＿＿とそれを包むタンパク質の殻からなる病原微生物である。

問15　梅毒はスピロヘータの一種である梅毒＿＿＿＿＿＿＿＿によって発症する性感染症である。

問16　胃・十二指腸潰瘍などの起炎菌は＿＿＿＿＿＿＿＿菌である。

問17　アメーバ赤痢は赤痢アメーバという＿＿＿＿＿＿＿＿により発症する。

問18　食中毒の型式は、＿＿＿＿＿＿＿＿と毒素型に分類される。

問19　長期の抗菌薬投与により、新たに病原微生物が増殖して病気を引き起こすことを＿＿＿＿＿＿＿＿という。

問20　病気の治療を受けている病院等の医療施設において、新たに感染症に罹患することを＿＿＿＿＿＿＿＿という。

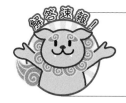

問1 ● 感染　問2 ● 流行　問3 ● 再興感染症　問4 ● 潜伏期　問5 ● 不顕性感染　問6 ● 日和見感染
問7 ● 水平　問8 ● 接触　問9 ● 飛沫　問10 ● 人畜共通　問11 ● 垂直（母子）　問12 ● 経皮
問13 ● 陽性　問14 ● 核酸　問15 ● トレポネーマ　問16 ● ヘリコバクターピロリ　問17 ● 原虫
問18 ● 感染型　問19 ● 菌交代　問20 ● 院内感染

第6章 | 代謝障害

空欄に当てはまる語句を書きましょう。

問1　三大栄養素はタンパク質・＿＿＿＿＿＿＿＿＿＿・脂質をいう。

問2　タンパク質は、20種類の＿＿＿＿＿＿＿＿＿＿の化合物である。

問3　血液中のタンパク質が減少した疾患を＿＿＿＿＿＿＿＿＿＿という。

問4　尿素回路の障害により血液中に毒性の強い物質が溜まる疾患を
　　　　＿＿＿＿＿＿＿＿＿＿という。

問5　アミロイドβタンパク質が脳に沈着することが原因で引き起こされる疾患を
　　　　＿＿＿＿＿＿＿＿＿＿という。

問6　血中で最も多い糖質は＿＿＿＿＿＿＿＿＿＿である。

問7　血糖値を低下させるホルモンは＿＿＿＿＿＿＿＿＿＿である。

問8　自己免疫疾患による糖尿病は＿＿＿＿＿＿＿＿＿＿型糖尿病である。

問9　肥満などにより発症する糖尿病は＿＿＿＿＿＿＿＿＿＿型糖尿病である。

問10　糖尿病の三大合併症は網膜症・腎症・＿＿＿＿＿＿＿＿＿＿である。

問11　糖尿病を診断する血液検査は血糖値と＿＿＿＿＿＿＿＿＿＿の値が用いられ
　　　　ている。

問12 先天性の酵素欠損によって生じるグリコーゲン代謝異常を
_____ という。

問13 血管内に脂質が蓄積され血管壁が硬く肥厚し、弾力性を失った状態を
_____ という。

問14 肝細胞に脂肪が過剰に沈着した状態を _____ という。

問15 ウエスト周囲径が基準以上、かつ血圧・血糖・脂質の３つのうち２つ以上が
基準値から外れると _____ と診断される。

問16 肥満の診断基準は体格指数（BMI）の数値が _____ 以上を
いう。

問17 関節や皮下などの組織に尿酸塩が沈着し、関節炎を引き起こすことで生じる
疾患を _____ という。

問18 黄疸は血液中の _____ 濃度が異常に増加した状態で
みられる。

問19 尿路結石の主成分は _____ イオンである。

問20 鉄の欠乏により _____ が発症する。

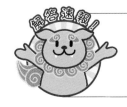

解答速報！

問1 ● 糖質（炭水化物）　問2 ● アミノ酸　問3 ● 低タンパク血症　問4 ● 高アンモニア血症
問5 ● アルツハイマー病　問6 ● ブドウ糖（グルコース）　問7 ● インスリン　問8 ● 1　問9 ● 2
問10 ● 神経障害　問11 ● ヘモグロビンA1c（HbA1c）　問12 ● 糖原病　問13 ● 動脈硬化
問14 ● 脂肪肝　問15 ● メタボリックシンドローム　問16 ● 25　問17 ● 痛風　問18 ● ビリルビン
問19 ● カルシウム　問20 ● 貧血

解いて覚えよ！

第7章 | 老化と死

空欄に当てはまる語句を書きましょう。

問1 加齢とともに生理機能が低下することを＿＿＿＿＿＿＿＿＿＿という。

問2 加齢により心身が衰えることを＿＿＿＿＿＿＿＿＿という。

問3 DNAの末端にある＿＿＿＿＿＿＿＿＿は細胞の寿命と関連性があると
いわれている。

問4 高齢者では体内の＿＿＿＿＿＿＿＿＿量、タンパク質量、骨量などが減少
する。

問5 高齢者の転倒による骨折で最も多い部位は＿＿＿＿＿＿＿＿＿骨である。

問6 加齢により骨量が減少し、骨がもろくなり骨折しやすくなる病気を
＿＿＿＿＿＿＿＿＿という。

問7 高齢者に起こる＿＿＿＿＿＿＿＿＿症のほとんどは、加齢による脳の病的
な老化に関連するもので、脳萎縮によるものと脳出血によるものがある。

問8 ドパミン減少により神経伝達障害を起こす疾患が＿＿＿＿＿＿＿＿＿
である。

問9 高齢者は＿＿＿＿＿＿＿＿＿力が低下するので、感染症を引き起こしやすい。

問10 高齢者の血圧は最大血圧と最小血圧の差（脈圧）が＿＿＿＿＿＿＿＿＿の
が特徴である。

問11 高齢者の肺炎の多くは _____ 肺炎が原因とされている。

問12 加齢に伴い網膜の細胞萎縮や異常血管の増殖により黄斑部の異常をきたす疾患を _____ 症という。

問13 加齢により水晶体が濁って視力低下を引き起こす疾患を _____ という。

問14 老人性難聴は内耳から中枢の障害で発生する _____ 難聴である。

問15 高齢者でみられる味覚障害は、_____ の数の減少によると考えられている。

問16 死の三徴候は _____ 、自発呼吸停止、瞳孔散大と対光反射の消失をいう。

問17 日本国内の脳死判定基準の「瞳孔の固定・散大」は瞳孔の直径 _____ mm以上としている。

問18 植物状態（遷延性意識障害）は _____ の機能が残っている状態をいう。

問19 死後硬直は死後 2 〜 3 時間経つと _____ 関節、頸部の筋肉の硬直から始まる。

問20 疾患の治療のみを目指すのではなく、患者の苦痛を緩和し、生活の質の向上を目指した医療を _____ 医療とよぶ。

解答速報！

問1 ● 老化　問2 ● 老衰　問3 ● テロメア　問4 ● 水分　問5 ● 大腿　問6 ● 骨粗鬆症　問7 ● 認知
問8 ● パーキンソン病　問9 ● 免疫　問10 ● 大きい　問11 ● 誤嚥性　問12 ● 加齢黄斑変性
問13 ● 老人性白内障　問14 ● 感音性　問15 ● 味蕾　問16 ● 心拍動停止　問17 ● 4　問18 ● 脳幹
問19 ● 顎　問20 ● 緩和

第8章 | 先天異常と遺伝子異常

解いて覚えよ！

空欄に当てはまる語句を書きましょう。

問1 遺伝情報はDNA上の＿＿＿＿＿＿＿＿＿＿の配列にある。

問2 すべての遺伝情報を総称して＿＿＿＿＿＿＿＿＿＿という。

問3 DNAの情報はRNAに転写、そして＿＿＿＿＿＿＿＿＿＿される。

問4 精子や卵子などの生殖細胞は＿＿＿＿＿＿＿＿＿＿分裂により増殖する。

問5 先天異常の原因に遺伝子異常と＿＿＿＿＿＿＿＿＿＿などがある。

問6 妊娠初期（3 〜 8週）に起こる器官の形成異常を総称して
＿＿＿＿＿＿＿＿＿＿病という。

問7 両親の一方から異常遺伝子が子に受け継がれることを＿＿＿＿＿＿＿＿＿＿
といい、主な病気にハンチントン病がある。

問8 両親の双方から異常遺伝子が子に受け継がれることを＿＿＿＿＿＿＿＿＿＿
といい、主な病気にフェニルケトン尿症がある。

問9 性染色体の異常が子に受け継がれることを＿＿＿＿＿＿＿＿＿＿といい、
主な病気にターナー症候群がある。

問10 血友病は＿＿＿＿＿＿＿＿＿＿染色体の異常でみられる疾患である。

問11 ダウン症候群は＿＿＿＿＿＿＿＿＿＿番目の常染色体に異常がみられる。

問12 パトー症候群は ＿＿＿＿＿＿＿＿＿＿ 番目の常染色体に異常がみられる。

問13 エドワーズ症候群は ＿＿＿＿＿＿＿＿＿＿ 番目の常染色体に異常が
みられる。

問14 XXYなどの性染色体をもった疾患を ＿＿＿＿＿＿＿＿＿＿ 症候群という。

問15 猫なき症候群は ＿＿＿＿＿＿＿＿＿＿ 番目の常染色体が欠損している。

問16 胎児に先天異常や特定の遺伝子異常がないかどうかを知る診断法を
＿＿＿＿＿＿＿＿＿＿ という。

問17 母体血清マーカー検査は ＿＿＿＿＿＿＿＿＿＿ つの病気を検査対象とするも
のである。

問18 新生児マススクリーニングは生後 ＿＿＿＿＿＿＿＿＿＿ 日目ごろに
行われる。

問19 疾患の特異的なDNAの塩基配列異常を検出する診断を
＿＿＿＿＿＿＿＿＿＿ 診断という。

問20 人工妊娠中絶手術が受けられるのは、妊娠 ＿＿＿＿＿＿＿＿＿＿ 週未満まで
である。

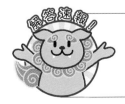

問1 ● 塩基　問2 ● ゲノム　問3 ● 翻訳　問4 ● 減数　問5 ● 染色体異常　問6 ● 胎芽
問7 ● 優性（顕性）遺伝　問8 ● 劣性（潜性）遺伝　問9 ● X連鎖遺伝（伴性遺伝）　問10 ● X
問11 ● 21　問12 ● 13　問13 ● 18　問14 ● クラインフェルター　問15 ● 5　問16 ● 出生前診断
問17 ● 3　問18 ● 5　問19 ● 遺伝子　問20 ● 22

第9章 腫瘍

解いて覚えよ！

空欄に当てはまる語句を書きましょう。

問1 腫瘍の内因として、＿＿＿＿＿＿＿＿＿・性別・人種・遺伝などがある。

問2 良性腫瘍の浸潤形式は＿＿＿＿＿＿＿＿＿である。

問3 腫瘍細胞が母細胞と本質的に異なっている性質を＿＿＿＿＿＿＿＿＿と
いう。

問4 悪性腫瘍細胞は分化度が＿＿＿＿＿＿＿＿＿く、悪性度が高い。

問5 非上皮性の悪性腫瘍を＿＿＿＿＿＿＿＿＿という。

問6 乳がんなどにみられる硬性がんは間質に＿＿＿＿＿＿＿＿＿が多く
集まってできる。

問7 粘膜表面にある腫瘍細胞が突出した膨らみをつくる状態を
＿＿＿＿＿＿＿＿＿という。

問8 皮膚がんの組織型は＿＿＿＿＿＿＿＿＿がんである。

問9 子宮体がんの組織型は＿＿＿＿＿＿＿＿＿がんである。

問10 膀胱がんの組織型は＿＿＿＿＿＿＿＿＿がんである。

問11 がんの転移には＿＿＿＿＿＿＿＿＿、リンパ行性転移、播種性転移がある。

問12 原発巣のがん細胞が最初に定着するリンパ節を＿＿＿＿＿＿＿リンパ節という。

問13 胃がんが左鎖骨上窩リンパ節へ転移することを＿＿＿＿＿＿＿転移と呼ぶ。

問14 胃がんが播種性にダグラス窩に転移巣をつくることを＿＿＿＿＿＿＿転移という。

問15 クルーケンベルグ腫瘍とは＿＿＿＿＿＿＿に転移した腫瘍である。

問16 がんの発生に促進的に働く遺伝子を＿＿＿＿＿＿＿という。

問17 がん化を抑制する働きがある遺伝子を＿＿＿＿＿＿＿という。

問18 国際的にがんの進行度を表わす評価基準に＿＿＿＿＿＿＿分類が用いられている。

問19 胃がんで腫瘍細胞の浸潤が＿＿＿＿＿＿＿までに留まっている状態を早期がんという。

問20 がんの発生により、異常なほど増加する物質を＿＿＿＿＿＿＿という。

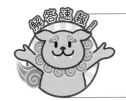

問1 ● 年齢　問2 ● 膨張性（圧排性）　問3 ● 異型　問4 ● 低　問5 ● 肉腫　問6 ● 膠原線維
問7 ● ポリープ　問8 ● 扁平上皮　問9 ● 腺　問10 ● 移行上皮　問11 ● 血行性転移
問12 ● センチネル　問13 ● ウィルヒョウ　問14 ● シュニッツラー　問15 ● 卵巣　問16 ● がん遺伝子
問17 ● がん抑制遺伝子　問18 ● TNM　問19 ● 粘膜下層　問20 ● 腫瘍マーカー

PART 1 ● 自己評価

章ごとに自己評価し、苦手な分野を克服しよう！

第1章	○	△	×
第2章	○	△	×
第3章	○	△	×
第4章	○	△	×
第5章	○	△	×
第6章	○	△	×
第7章	○	△	×
第8章	○	△	×
第9章	○	△	×

○：大丈夫　△：もう少し　×：まだまだ

Column ｜ 病気の番付!?

　昔、といっても19世紀の後半、すなわち最近までは、眼に見えない細菌や、さらに小さいウイルスなど、病原体の存在は知られていませんでした。そのため、昔の人々は、人から人へと次々とうつる感染症などを、疫病の神や悪い鬼による呪いであると考えていました。祈祷や呪術的な行いにすがる人々に対して、医者たちは、今のような技術や知識、医療機器もない中、数少ない資料や経験から病気というものに向き合いました。

　そんな血のにじむような努力の賜物か、江戸時代にはなんと、病気と薬の番付表なるものがつくられました。その番付では、例えば天然痘（当時は疱瘡とよばれていました）は、最も恐ろしい病気ということで、最も上位の大関に、そして脳血管疾患（当時は卒中）は関脇に名を連ねていました。さまざまな工夫で病気の恐ろしさを伝えようとしていたのかもしれませんね。

PART 2

得点力アップ！
４択問題編

パート２では、実際の試験さながらに
４択（一部５択）問題を解いて実力をつけよう！
基礎知識を生かし、しっかりと読み込みながら解けば、
病理学のテストもこわくない！

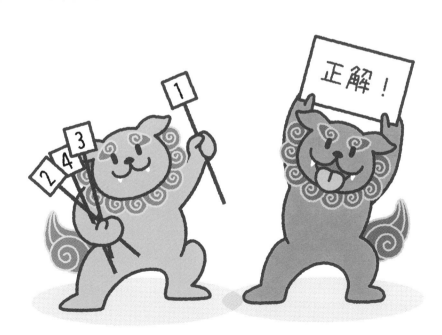

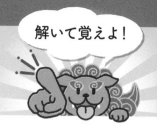

解いて覚えよ！

第1章 病理学の概念

問1 誤っているのはどれか。　　　　　　　　　解答＿＿＿＿＿＿＿

1．病理診断は細胞診断と組織診断に大別される。
2．細胞診断はがんの診断に適している。
3．病理医の行う病理診断は、最終診断（確定診断）と位置づけられている。
4．病死した患者の原因などを検査する方法をバイオプシーという。

問2 誤っているのはどれか。　　　　　　　　　解答＿＿＿＿＿＿＿

1．剥離・擦過細胞診断は子宮の細胞などを調べる。
2．穿刺吸引細胞診断は乳腺の細胞などを調べる。
3．術中迅速診断は手術を継続するか否かを判断する。
4．コンパニオン診断は分子レベルで行う。

問3 正しいのはどれか。　　　　　　　　　　　解答＿＿＿＿＿＿＿

1．体内に侵入し病気を引き起こすウイルスは内因である。
2．圧迫による皮膚炎は外因である。
3．食物アレルギーは外因である。
4．ストレスは内因である。

問4 疾病発生の外的要因のうち物理的要因はどれか。　解答＿＿＿＿＿＿＿

1．細菌
2．紫外線
3．一酸化炭素
4．メチルアルコール

問5 疾病の発生要因と疫学要因の組合わせで正しいのはどれか。　解答＿＿＿＿＿＿＿

1．食事　　——　　宿主要因
2．職業　　——　　宿主要因
3．細胞免疫　——　　環境要因
4．媒介動物　——　　環境要因

問 6 個人的素因はどれか。　　　　　　　　　　　　　　　　　解答＿＿＿＿＿＿

1．白血病
2．動脈硬化症
3．花粉症
4．貧血

問 7 誤っているのはどれか。　　　　　　　　　　　　　　　　解答＿＿＿＿＿＿

1．新生児は感染症に罹りやすい。
2．高齢者は浮腫になりやすい。
3．鉄欠乏により貧血を起こす。
4．亜鉛欠乏により味覚障害を起こす。

問 8 ビタミン欠乏症と疾患の組み合わせで誤っているのはどれか。

解答＿＿＿＿＿＿

1．ビタミンA　　――　夜盲症
2．ビタミンB₂　――　脚気
3．ビタミンC　　――　壊血病
4．ビタミンD　　――　くる病

問 9 内分泌機能亢進症はどれか。　　　　　　　　　　　　　　解答＿＿＿＿＿＿

1．クレチン症
2．粘液水腫
3．アジソン病
4．低カルシウム血症

問10 カドミウムが原因となった公害病はどれか。　　　　　　解答＿＿＿＿＿＿

1．水俣病
2．イタイイタイ病
3．四日市喘息
4．カネミ油症

問11 シックハウス症候群に関係する物質はどれか。　　　　　解答＿＿＿＿＿＿

1．アスベスト
2．タール
3．ホルムアルデヒド
4．ダイオキシン類

問12　医療行為と医原病の組み合わせで誤っているのはどれか。　　解答＿＿＿＿＿

1．抗生物質　──　糖尿病
2．X線検査　──　白血球減少症
3，内視鏡検査　──　出血
4．血管造影剤　──　ショック

問13　主な生活習慣病はどれか。　　解答＿＿＿＿＿

1．心筋梗塞
2．脳出血
3．認知症
4．高血圧

問14　疾患の分類と疾患の組み合わせで誤っているのはどれか。　　解答＿＿＿＿＿

1．循環障害　──　心筋梗塞
2．炎症　──　痛風
3．代謝異常　──　黄疸
4．先天性異常　──　ダウン症候群
5．腫瘍　──　子宮がん

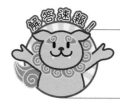

解答速報！

問1 ● 4　問2 ● 3　問3 ● 2　問4 ● 2　問5 ● 4　問6 ● 3　問7 ● 2　問8 ● 2　問9 ● 4
問10 ● 2　問11 ● 3　問12 ● 1　問13 ● 4　問14 ● 2

解いて覚えよ！

第2章 細胞・組織の障害と修復

問1 細胞内小器官と働きの組み合わせで正しいのはどれか。　　解答＿＿＿＿＿

1．ゴルジ装置 ―― 不要物質の分解
2．ミトコンドリア ―― エネルギー産生
3．リソソーム ―― タンパク質合成
4．リボソーム ―― 分泌物質の貯蔵

問2 誤っているのはどれか。　　解答＿＿＿＿＿

1．上皮組織は皮膚にみられる。
2．結合組織は骨組織にみられる。
3．筋組織の平滑筋は横紋をつくる。
4．神経組織に神経膠細胞がある。

問3 誤っているのはどれか。　　解答＿＿＿＿＿

1．酸素は細胞損傷の原因とならない。
2．病原微生物は細胞を損傷する。
3．加齢による活性酸素の増加は細胞を損傷させる。
4．抗体は細胞を損傷することがある。

問4 抗酸化作用があるビタミンはどれか。　　解答＿＿＿＿＿

1．ビタミンB_1
2．ビタミンD
3．ビタミンE
4．ビタミンK

問5 誤っているのはどれか。　　解答＿＿＿＿＿

1．廃用性萎縮は長期寝たきり状態のヒトにみられる萎縮である。
2．スポーツによる筋肥大は、筋細胞数が増えて起こる。
3．排卵時にみられる子宮粘膜の肥厚は過形成である。
4．低形成は先天性である。

問 6　気管支にみられる化生で生じる組織はどれか。　　　　解答＿＿＿＿＿＿

1．単層円柱上皮

2．単層扁平上皮

3．重層扁平上皮

4．腺上皮

問 7　正しい組み合わせはどれか。　　　　解答＿＿＿＿＿＿

1．凝固壊死　――　心筋梗塞

2．融解壊死　――　肺結核

3．脂肪壊死　――　脳軟化症

4．乾酪壊死　――　急性膵炎

問 8　アポトーシスで正しいのはどれか。　　　　解答＿＿＿＿＿＿

1．偶発的に発現する。

2．壊死のことである。

3．炎症反応が関与する。

4．プログラムされた細胞死である。

問 9　黄疸はどれか。　　　　解答＿＿＿＿＿＿

1．色素変性

2．脂質変性

3．糖質変性

4．タンパク質変性

問10　再生能力のないのはどれか。　　　　解答＿＿＿＿＿＿

1．神経細胞

2．造血細胞

3．肝細胞

4．表皮細胞

問11　創傷治癒について一次治癒と比較した二次治癒の特徴は　　　　解答＿＿＿＿＿＿
どれか。

1．肉芽組織が少ない。

2．瘢痕を形成する。

3．組織欠損は少ない。

4．組織修復が速い。

問12　創傷治癒の遅延に関与が低いのはどれか。　　　　解答＿＿＿＿＿＿

1．老化

2．栄養不足

3．局所の感染

4．インスリン長期投与

問13　ケロイドについて誤っているのはどれか。　　　　解答＿＿＿＿＿＿

1．体質である。

2．膠原線維の過剰蓄積により起こる。

3．赤く盛り上がった状態でみられる。

4．肥厚性瘢痕のことをいう。

問14　褥瘡について誤っているのはどれか。　　　　解答＿＿＿＿＿＿

1．皮膚潰瘍を生じる。

2．壊死を起こすことはない。

3．圧迫により発生する。

4．座位の場合、尾骨部や坐骨部に起きやすい。

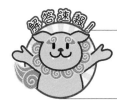

解答速報！

問1●2　問2●3　問3●1　問4●3　問5●2　問6●3　問7●1　問8●4　問9●1
問10●1　問11●2　問12●4　問13●4　問14●2

解いて覚えよ！

第3章 | 循環障害

問1 成人の体液について誤っているのはどれか。 解答＿＿＿＿＿＿

1．体液量は体重の約60%を占める。

2．体液量は高齢者より多い。

3．細胞内液より細胞外液の方が多い。

4．細胞外液で最も多いのは間質液である。

問2 正しいのはどれか。 解答＿＿＿＿＿＿

1．体循環は左心房から始まる。

2．肺静脈を流れるのは動脈血である。

3．門脈循環は腎臓 → 肝臓 → 下大静脈の循環を示す。

4．リンパは動脈に合流する。

問3 浮腫の原因はどれか。 解答＿＿＿＿＿＿

1．毛細血管圧の低下

2．膠質浸透圧の低下

3．血管透過性の低下

4．リンパ管圧の低下

問4 浮腫が生じやすいのはどれか。 解答＿＿＿＿＿＿

1．甲状腺機能亢進症

2．過剰な運動

3．リンパ節切除

4．熱中症

問5 ナトリウム欠乏性脱水の原因となるのはどれか。 解答＿＿＿＿＿＿

1．飲水不足

2．発汗過多

3．多尿

4．下痢

問 6 水欠乏性脱水で低下するのはどれか。　　　　解答＿＿＿＿＿＿

1．尿量
2．血漿浸透圧
3．バソプレシンの分泌
4．血漿ナトリウムイオン濃度

問 7 濾出液がみられるのはどれか。　　　　解答＿＿＿＿＿＿

1．ハチに刺されたときの腫れ
2．長時間の座位による足の腫れ
3．熱傷による腫れ
4．打撲による腫れ

問 8 誤っているのはどれか。　　　　解答＿＿＿＿＿＿

1．充血は動脈血が増加した状態をいう。
2．充血は炎症以外にもみられる。
3．うっ血は静脈血が増加した状態をいう。
4．うっ血は充血より短時間で発生する。

問 9 チアノーゼで増加しているのはどれか。　　　　解答＿＿＿＿＿＿

1．血中酸素分圧
2．デオキシヘモグロビン
3．オキシヘモグロビン
4．血中二酸化炭素分圧

問10 喀血が起こる出血部位で正しいのはどれか。　　　　解答＿＿＿＿＿＿

1．頭蓋内
2．気道
3．食道
4．胆道

問11 鮮紅色の下血が見られたときの出血部位で正しいのはどれか。　　　　解答＿＿＿＿＿＿

1．胃
2．食道
3．直腸
4．十二指腸

問12　紫斑がみられるのはどれか。　　　　　解答＿＿＿＿

1. 皮膚血管の充血
2. 真皮の炎症
3. 皮下組織の出血
4. 血小板の増加

問13　生体内で生じた血栓を溶解するのはどれか。　解答＿＿＿＿

1. トロンボプラスチン
2. フィブリノーゲン
3. プラスミン
4. トロンビン

問14　血栓がおきにくいのはどれか。　　　　解答＿＿＿＿

1. 血液の粘稠度が高いとき
2. 血流速度が遅いとき
3. 血管壁の傷害があるとき
4. 線溶（線維素溶解）の亢進があるとき

問15　血栓でみられる器質化とはどれか。　　解答＿＿＿＿

1. 肉芽組織に変わること
2. 瘢痕化すること
3. 塞栓になること
4. 溶解すること

問16　血栓が存在することで脳塞栓症を引き起こす可能性があるのはどれか。　解答＿＿＿＿

1. 右心室
2. 左心室
3. 腎動脈
4. 上大静脈

問17　エコノミークラス症候群で初期に起こる疾患はどれか。　解答＿＿＿＿

1. 心臓疾患
2. 腎臓疾患
3. 呼吸器疾患
4. 脳疾患

問18　骨折によって起きるのはどれか。　　　　　　　　　　　解答＿＿＿＿＿＿

1．血栓塞栓症

2．空気塞栓症

3．脂肪塞栓症

4．アテローム塞栓症

問19　虚血について誤っているのはどれか。　　　　　　　　　解答＿＿＿＿＿＿

1．動脈血が減少する。

2．血栓が原因となる。

3．細胞の萎縮がみられる。

4．壊死はみられない。

問20　虚血が起こりにくい器官はどれか。　　　　　　　　　　解答＿＿＿＿＿＿

1．脳

2．心臓

3．腎臓

4．肝臓

問21　梗塞について誤っているのはどれか。　　　　　　　　　解答＿＿＿＿＿＿

1．血流は途絶えている。

2．不可逆性である。

3．終動脈に起こりやすい。

4．壊死巣はすべて硬くなる。

問22　貧血性梗塞がみられるのはどれか。　　　　　　　　　　解答＿＿＿＿＿＿

1．肺

2．肝臓

3．心臓

4．卵巣

問23　門脈について誤っているのはどれか。　　　　　　　　　解答＿＿＿＿＿＿

1．肝静脈は門脈に入る。

2．静脈血が流入する。

3．脾静脈が門脈の構成に関与している。

4．門脈圧亢進症の一つにメドゥサの頭がみられる。

問24 ショックの症状でみられないのはどれか。　　　解答＿＿＿＿＿

1．冷汗

2．皮膚蒼白

3．多尿

4．意識混濁

問25 コールドショックを起こすのはどれか。　　　解答＿＿＿＿＿

1．心原性ショック

2．神経原性ショック

3．エンドトキシンショック

4．アナフィラキシーショック

問26 組み合わせで正しいのはどれか。　　　解答＿＿＿＿＿

1．心原性ショック　──　心筋梗塞

2．循環血液量減少性ショック　──　アナフィラキシーショック

3．血液分布異常性ショック　──　脱水

4．心外閉塞性ショック　──　不整脈

問27 血圧の調節に直接関与しないのはどれか。　　　解答＿＿＿＿＿

1．腎臓

2．肝臓

3．自律神経

4．ホルモン

問28 成人で高血圧と判断するのはどれか。但し診察室血圧の
基準による。　　　解答＿＿＿＿＿

1．136/84mmHg

2．134/86mmHg

3．124/88mmHg

4．122/92mmHg

問29　二次性高血圧症の原因となるホルモンはどれか。　解答＿＿＿＿＿＿

　　　1．アルドステロン

　　　2．ソマトスタチン

　　　3．グルカゴン

　　　4．メラトニン

問30　播種性血管内凝固症候群（DIC）にみられないのはどれか。　解答＿＿＿＿＿＿

　　　1．プロトロンビン時間の延長

　　　2．血小板数の増加

　　　3．フィブリノゲンの減少

　　　4．フィブリン分解産物の増加

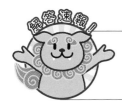

問1●3　問2●2　問3●2　問4●3　問5●4　問6●1　問7●2　問8●4　問9●2
問10●2　問11●3　問12●3　問13●3　問14●4　問15●1　問16●2　問17●3
問18●3　問19●4　問20●4　問21●4　問22●3　問23●1　問24●3　問25●1
問26●1　問27●2　問28●4　問29●1　問30●2

35

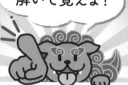

解いて覚えよ！

第4章 | 炎症と免疫、移植と再生医療

問1　炎症の4徴候に加わったものはどれか。　　解答＿＿＿＿＿＿

1．発赤
2．疼痛
3．腫脹
4．機能障害

問2　炎症細胞はどれか。　　解答＿＿＿＿＿＿

1．赤血球
2．白血球
3．血小板
4．ウイルス

問3　炎症を引き起こす物理的因子はどれか。　　解答＿＿＿＿＿＿

1．強アルカリ
2．エタノール
3．ウイルス
4．放射線

問4　急性炎症で最初に反応する炎症細胞はどれか。　　解答＿＿＿＿＿＿

1．マクロファージ
2．好酸球
3．好中球
4．リンパ球

問5　炎症を引き起こす物質はどれか。　　解答＿＿＿＿＿＿

1．アセチルコリン
2．ヒスタミン
3．アドレナリン
4．ドパミン

問6 炎症の型で正しい組み合わせはどれか。 　　解答＿＿＿＿＿＿

1．漿液性炎　――　肺結核
2．化膿性炎　――　蓄膿症
3．増殖性炎　――　アレルギー性鼻炎
4．特異性炎　――　肝硬変

問7 肉芽腫がみられるのはどれか。 　　解答＿＿＿＿＿＿

1．壊疽性炎
2．化膿性炎
3．特異性炎
4．増殖性炎

問8 免疫グロブリンとはどれか。 　　解答＿＿＿＿＿＿

1．マクロファージ
2．NK細胞
3．ウイルス
4．抗体

問9 液性免疫に関わる細胞はどれか。 　　解答＿＿＿＿＿＿

1．T細胞
2．B細胞
3．肥満細胞
4．好塩基球

問10 抗原提示細胞はどれか。 　　解答＿＿＿＿＿＿

1．好中球
2．マクロファージ
3．T細胞
4．好酸球

問11 重症複合免疫不全症について正しいのはどれか。 　　解答＿＿＿＿＿＿

1．後天性免疫不全症である。
2．T細胞とB細胞の両者の欠損を認める。
3．女児に多く発生する。
4．HIVの感染が原因となる。

問12　接触性皮膚炎の原因となるアレルギー反応で正しいのは
どれか。　　　　　　　　　　　　　　　　　　　　　解答＿＿＿＿＿＿＿
1．Ⅰ型
2．Ⅱ型
3．Ⅲ型
4．Ⅳ型
5．Ⅴ型

問13　花粉症の原因となるアレルギー反応で正しいのはどれか。
解答＿＿＿＿＿＿＿
1．Ⅰ型
2．Ⅱ型
3．Ⅲ型
4．Ⅳ型
5．Ⅴ型

問14　糸球体腎炎の原因となるアレルギー反応で正しいのは
どれか。　　　　　　　　　　　　　　　　　　　　　解答＿＿＿＿＿＿＿
1．Ⅰ型
2．Ⅱ型
3．Ⅲ型
4．Ⅳ型
5．Ⅴ型

問15　重症筋無力症の原因となるアレルギー反応で正しいの
はどれか。　　　　　　　　　　　　　　　　　　　　解答＿＿＿＿＿＿＿
1．Ⅰ型
2．Ⅱ型
3．Ⅲ型
4．Ⅳ型
5．Ⅴ型

問16　バセドウ病の原因となるアレルギー反応で正しいのはどれか。　　　　解答＿＿＿＿＿

1．Ⅰ型
2．Ⅱ型
3．Ⅲ型
4．Ⅳ型
5．Ⅴ型

問17　アナフィラキシーを起こすのはどれか。　　　　解答＿＿＿＿＿

1．Ⅰ型
2．Ⅱ型
3．Ⅲ型
4．Ⅳ型
5．Ⅴ型

問18　自己免疫疾患はどれか。　　　　解答＿＿＿＿＿

1．シェーグレン症候群
2．進行性筋ジストロフィー
3．パーキンソン病
4．2型糖尿病

問19　膠原病でないのはどれか。　　　　解答＿＿＿＿＿

1．強皮症
2．関節リウマチ
3．悪性貧血
4．全身性エリテマトーデス

問20　移植臓器に対する拒絶反応において主体的な役割をするのはどれか。　　　　解答＿＿＿＿＿

1．IgE抗体
2．IgG抗体
3．Bリンパ球
4．Tリンパ球

問21　誤っているのはどれか。　　　　　　　　　　　　　　解答＿＿＿＿＿＿＿

　　1．ヒト組織適合白血球抗原は、臓器移植や骨髄移植の時に
　　　　必要な抗原である。

　　2．移植に関与するのはおもにTリンパ球である。

　　3．移植臓器を提供するヒトをドナー、移植を受け取るヒト
　　　　をレシピエントという。

　　4．臓器移植と骨髄移植はともに「移植片対宿主反応」がみ
　　　　られる。

問22　iPS細胞を作製するのに用いたものはどれか。　　　　　解答＿＿＿＿＿＿＿

　　1．多能性幹細胞

　　2．受精卵

　　3．体細胞

　　4．骨髄細胞

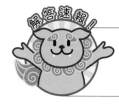

解答速報！

問1●4　問2●2　問3●4　問4●3　問5●2　問6●2　問7●3　問8●4　問9●2
問10●2　問11●2　問12●4　問13●1　問14●3　問15●2　問16●5　問17●1
問18●1　問19●3　問20●4　問21●4　問22●3

問題解答開始！

解いて覚えよ！

第5章 感染症

問 1 誤っているのはどれか。　　　　　　　　　　　　解答＿＿＿＿＿＿

1. 感染とは病原体が体内に入り、定着・増殖することをいう。
2. 感染を受けるヒトを宿主という。
3. ある特定の期間や地域で患者数が増加することを流行という。
4. エンドトキシンとは、特に病原性の強い細菌をいう。

問 2 誤っているのはどれか。　　　　　　　　　　　　解答＿＿＿＿＿＿

1. 病原体に感染してから身体に症状が出るまでの期間を潜伏期という。
2. 感染しても発症せずに無症状のままの状態を不顕性感染という。
3. 免疫力の低下により病原性の低い病原微生物に感染することを日和見感染という。
4. 食中毒により感染することはない。

問 3 病原体と疾患の組み合わせで正しいのはどれか。　　解答＿＿＿＿＿＿

1. 一般細菌　──　ペスト
2. クラミジア　──　トキソプラズマ
3. 原虫　──　エキノコッカス症
4. 寄生虫　──　オウム病

問 4 誤っているのはどれか。　　　　　　　　　　　　解答＿＿＿＿＿＿

1. プリオンによりヤコブ病が発症する。
2. 腸管出血性大腸菌O-157により溶血性尿毒症症候群がみられる。
3. スピロヘータ感染症に梅毒がある。
4. リケッチアによりアメーバ赤痢が発症する。

問5 感染性因子とその構成成分の組み合わせで正しいのは
どれか。　　　　　　　　　　　　　　　　　　　　　　　解答＿＿＿＿＿

1．細菌　　──　核膜
2．真菌　　──　細胞壁
3．プリオン　──　核酸
4．ウイルス　──　細胞膜

問6 人畜感染症で蚊が媒介するのはどれか。　　　　　　　解答＿＿＿＿＿

1．Q熱
2．黄熱
3．狂犬病
4．オウム病

問7 組み合わせで誤っているのはどれか。　　　　　　　　解答＿＿＿＿＿

1．空気感染　──　結核
2．飛沫感染　──　インフルエンザ
3．経口感染　──　細菌性腸炎
4．接触感染　──　マイコプラズマ肺炎

問8 母体から胎児への感染はどれか。　　　　　　　　　　解答＿＿＿＿＿

1．水平感染
2．垂直感染
3．接触感染
4．飛沫感染

問9 ヒト免疫不全ウイルス(HIV)の感染経路で正しいのは
どれか。　　　　　　　　　　　　　　　　　　　　　　　解答＿＿＿＿＿

1．感染者の嘔吐物との接触
2．感染者の咳による曝露
3．感染者の糞便との接触
4．感染者からの輸血

問10 経皮感染はどれか。　　　　　　　　　　　　　　　解答＿＿＿＿＿＿

1．帯状疱疹
2．風疹
3．破傷風
4．麻疹

問11 毒素型食中毒の原因菌はどれか。　　　　　　　　　解答＿＿＿＿＿＿

1．病原性大腸菌
2．サルモネラ菌
3．ボツリヌス菌
4．腸炎ビブリオ

問12 常在細菌について誤っているのはどれか。　　　　　解答＿＿＿＿＿＿

1．腸管内に多く存在する。
2．病原体と拮抗し感染予防に担っている。
3．すべてのヒトが持っている。
4．単純な外傷で傷口が化膿するのは常在細菌によることが
　　多い。

問13 院内感染の主な原因菌となるのはどれか。　　　　　解答＿＿＿＿＿＿

1．メチシリン耐性黄色ブドウ球菌（MRSA）
2．β溶血性レンサ球菌
3．肺炎球菌
4．腸管出血性大腸菌O-157

問14 予防接種について誤っているのはどれか。　　　　　解答＿＿＿＿＿＿

1．生ワクチンがある。
2．受動免疫を利用したものである。
3．集団免疫効果がある。
4．副反応にアナフィラキシーがある。

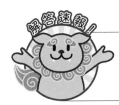

解答速報！

問1●4　問2●4　問3●1　問4●4　問5●2　問6●2　問7●4　問8●2　問9●4
問10●3　問11●3　問12●3　問13●1　問14●2

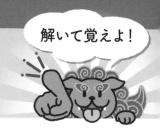

解いて覚えよ！

第6章 | 代謝障害

問 1　アミノ酸から構成されているのはどれか。

解答＿＿＿＿＿＿

1．タンパク質

2．糖質

3．脂質

4．核酸

問 2　単糖類はどれか。

解答＿＿＿＿＿＿

1．マルトース

2．スクロース

3．グルコース

4．ラクトース

問 3　脂質はどれか。

解答＿＿＿＿＿＿

1．コレステロール

2．コラーゲン

3．セルロース

4．ヘモグロビン

問 4　タンパク質分解酵素はどれか。

解答＿＿＿＿＿＿

1．アミラーゼ

2．マルターゼ

3．ペプチターゼ

4．リパーゼ

問 5　糖質分解酵素はどれか。

解答＿＿＿＿＿＿

1．スクラーゼ

2．ペプシン

3．リパーゼ

4．キモトリプシン

問6 脂肪分解酵素はどれか。　　　　　　　　　　　解答＿＿＿＿＿＿

1．スクラーゼ
2．ラクターゼ
3．リパーゼ
4．トリプシン

問7 エネルギーに変換されないのはどれか。　　　　解答＿＿＿＿＿＿

1．タンパク質
2．糖質
3．脂質
4．核酸

問8 解糖系の特徴はどれか。　　　　　　　　　　　解答＿＿＿＿＿＿

1．ミトコンドリア内で反応が行われる。
2．ブドウ糖が乳酸に生成される。
3．反応には酸素が必要である。
4．ATPは産生されない。

問9 TCA回路（クレブス回路）の特徴はどれか。　　解答＿＿＿＿＿＿

1．細胞質内で反応が行われる。
2．ブドウ糖が二酸化炭素と水になる。
3．反応には酸素が不必要である。
4．ATPの産生量は少ない。

問10 誤っているのはどれか。　　　　　　　　　　　解答＿＿＿＿＿＿

1．肥満の判定基準としてBMIが使われ、この値が25以上
を肥満としている。
2．皮下脂肪型肥満は女性に多くみられる。
3．クッシング症候群による肥満は中心性肥満（内臓脂肪型
肥満）が多い。
4．脂肪組織で合成されるレプチンは肥満を促進する。

問11 家族性高コレステロール血症について誤っているのは
どれか。　　　　　　　　　　　　　　　　　　　　　　　解答＿＿＿＿＿＿

1．常染色体優性遺伝病である。
2．血中低比重リポタンパク質（LDL）の低下を認める。
3．虚血性心疾患の合併症を認める。
4．男女共通して発症する。

問12 動脈硬化症の原因となるのはどれか。　　　　　　　解答＿＿＿＿＿＿

1．キロミクロンの低下
2．超低比重リポタンパク（VLDL）の低下
3．低比重リポタンパク（LDL）の増加
4．高比重リポタンパク（HDL）の増加

問13 脂肪肝について誤っているのはどれか。　　　　　　解答＿＿＿＿＿＿

1．アルコール過剰摂取により起こる。
2．肝臓は萎縮する。
3．肝臓がんに進行することがある。
4．肝臓が黄色調をきたす。

問14 アミロイドーシスの原因物質はどれか。　　　　　　解答＿＿＿＿＿＿

1．タンパク質
2．糖質
3．脂質
4．核酸

問15 アルツハイマー病の原因となるのはどれか。　　　　解答＿＿＿＿＿＿

1．アルブミン
2．アミロイド
3．ヘモグロビン
4．フィブリノゲン

問16 正しいのはどれか。

1．空腹時の血糖値が150mg／dlは正常である。

2．HbA1c（ヘモグロビンA1c）は6ヵ月ほど前の血糖値がわかる。

3．糖尿病は遺伝性がある。

4．Ⅰ型糖尿病はⅡ型糖尿病より多くみられる。

問17 糖尿病の三大合併症はどれか。

1．心筋梗塞

2．網膜症

3．脳梗塞

4．肝硬変

問18 成人期から加齢に伴い糖尿病を発症しやすくなる原因はどれか。

1．腎機能の低下

2．免疫機能の低下

3．動脈硬化の悪化

4．インスリン感受性の低下

問19 糖尿病ケトアシドーシスについて誤っているのはどれか。

1．血液のpHがアルカリ性に傾く。

2．血液中にケトン体が増加する。

3．血糖値が上昇する。

4．昏睡に陥ることもある。

問20 糖原病の原因物質はどれか。

1．グリコーゲン

2．グルコース

3．マルトース

4．コラーゲン

問21　痛風を引き起こす原因物質はどれか。　　　　　解答＿＿＿＿＿＿

　　1．乳酸

　　2．尿素

　　3．尿酸

　　4．リン酸

問22　メタボリックシンドロームと診断する際の必須条件は　　解答＿＿＿＿＿＿
　　　　どれか。

　　1．高血圧

　　2．空腹時血糖値

　　3．内臓脂肪型肥満

　　4．高脂血症（脂質異常症）

問23　脂肪分解の過剰で血中に増加するのはどれか。　　　解答＿＿＿＿＿＿

　　1．尿素窒素

　　2．ケトン体

　　3．アルブミン

　　4．アンモニア

問24　糖代謝について正しいのはどれか。　　　　　　　解答＿＿＿＿＿＿

　　1．糖質は胃から吸収される。

　　2．筋肉中のグリコーゲンは血糖の維持に用いられる。

　　3．コルチゾンは糖新生を促進する。

　　4．糖新生は筋肉中で行われる。

問25　ビリルビンが生成されるのはどこか。　　　　　　解答＿＿＿＿＿＿

　　1．心臓

　　2．肝臓

　　3．膵臓

　　4．腎臓

問26　誤った組み合わせはどれか。　　　　　　　　　　解答＿＿＿＿＿＿

　　1．閉塞性黄疸　　──　　直接型ビリルビン

　　2．溶血性黄疸　　──　　間接型ビリルビン

　　3．肝性黄疸　　　──　　直接型ビリルビン

　　4．新生児黄疸　　──　　直接型ビリルビン

問27 核黄疸がみられる時期はいつか。　　　　解答＿＿＿＿

1．新生児期
2．学童期
3．成人期
4．高齢期

問28 胆石の成分はどれか。　　　　解答＿＿＿＿

1．カルシウム
2．ナトリウム
3．コレステロール
4．ブドウ糖

問29 胆汁の作用はどれか。　　　　解答＿＿＿＿

1．殺菌
2．脂肪の乳化
3．タンパク質の分解
4．糖質の分解

問30 血中カルシウム濃度を調節するのはどれか。　　　　解答＿＿＿＿

1．アドレナリン
2．パラソルモン
3．サイロキシン
4．バソプレシン

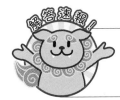

問1●1　問2●3　問3●1　問4●3　問5●1　問6●3　問7●4　問8●2　問9●2
問10●4　問11●2　問12●3　問13●2　問14●1　問15●2　問16●3　問17●2
問18●4　問19●1　問20●1　問21●3　問22●3　問23●2　問24●3　問25●2
問26●4　問27●1　問28●3　問29●2　問30●2

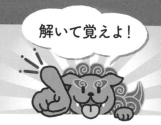

解いて覚えよ！

第7章 老化と死

問 1 誤っているのはどれか。　　　　　　　　　解答＿＿＿＿＿＿

1．加齢に伴う身体的変化は成人期から始まる。
2．加齢の過程でみられる形態的・生理機能的変化を加齢現象という。
3．加齢に伴って恒常性の維持が困難になった状態を老化という。
4．老化にはテロメアが関与している。

問 2 ホメオスタシスで特に重要なのはどれか。　　解答＿＿＿＿＿＿

1．循環器系
2．呼吸器系
3．内分泌系
4．泌尿器系

問 3 加齢に伴う心血管系の変化で正しいのはどれか。　解答＿＿＿＿＿＿

1．心拍数の増加
2．左心壁の萎縮
3．収縮期血圧の上昇
4．圧受容機能の亢進

問 4 加齢に伴う呼吸機能の変化で正しいのはどれか。　解答＿＿＿＿＿＿

1．残気量の低下
2．肺活量の低下
3．1秒率の増加
4．気道クリアランスの向上

問 5 老年期の免疫機能の特徴で正しいのはどれか。　解答＿＿＿＿＿＿

1．T細胞は減少する。
2．B細胞は増加する。
3．自己抗体の産生は低下する。
4．外来抗原に対する抗体の産生は亢進する。

問6　高齢者の転倒による骨折が最も多い部位はどこか。　　　解答＿＿＿＿＿

1．鎖骨

2．肩甲骨

3．肋骨

4．大腿骨

問7　骨粗鬆症について誤っているのはどれか。　　　解答＿＿＿＿＿

1．副腎皮質ホルモンの長期投与で起こる。

2．女性ホルモン低下によりみられる。

3．血清カルシウム値は高値を示す。

4．活性型ビタミンDを治療に用いる。

問8　高齢者に多い弛緩性便秘の原因で正しいのはどれか。　　　解答＿＿＿＿＿

1．長期臥床

2．便意の我慢

3．腸管内の炎症

4．大腸の蠕動亢進

問9　高齢者が罹患しやすい病気で最も多いのはどれか。　　　解答＿＿＿＿＿

1．悪性新生物

2．認知症

3．脳血管障害

4．肺炎

問10　誤っているのはどれか。　　　解答＿＿＿＿＿

1．高齢者とは65歳以上をいう。

2．前期高齢者とは65歳〜74歳までをいう。

3．後期高齢者とは75歳以上をいう。

4．100歳以上を超高齢者という。

問11　認知症で最も多いのはどれか。　　　解答＿＿＿＿＿

1．脳血管性認知症

2．レビー（Lewy）型認知症

3．アルツハイマー（Alzheimer）型認知症

4．前頭側頭型認知症

問12　誤っているのはどれか。　　　　　　　　　　　　解答＿＿＿＿＿

　　1．老視は水晶体の厚さの可変量が減少して起きる。

　　2．白内障は水晶体の白濁により発症する。

　　3．緑内障は眼圧の上昇により発症する。

　　4．加齢黄斑変性症は視神経異常により発症する。

問13　脳死に対し、植物状態でみられるのはどれか。　　解答＿＿＿＿＿

　　1．心拍停止

　　2．筋反射

　　3．自発呼吸

　　4．瞳孔散大

問14　死後硬直について正しいのはどれか。　　　　　　解答＿＿＿＿＿

　　1．頸部の硬直が最初に始まる。

　　2．下肢から上肢に硬直の進行がおこる。

　　3．遅くても8時間で全身の硬直が起きる。

　　4．解硬は夏より冬で早く起きる。

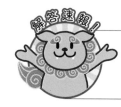

解答速報！

問1 ● 1　問2 ● 3　問3 ● 3　問4 ● 2　問5 ● 1　問6 ● 4　問7 ● 3　問8 ● 1　問9 ● 1

問10 ● 4　問11 ● 3　問12 ● 4　問13 ● 3　問14 ● 1

第8章 先天異常と遺伝子異常

問1 遺伝子について正しいのはどれか。　　　解答＿＿＿＿

1．DNAは体細胞分裂の前に複製される。
2．DNAは1本のポリヌクレオチド鎖である。
3．DNAの遺伝子情報からmRNAが作られることを翻訳という。
4．RNAの塩基配列に基づきアミノ酸がつながることを転写という。

問2 ヒトの染色体と性分化で正しいのはどれか。　　　解答＿＿＿＿

1．常染色体は20対である。
2．女性の性染色体はXYで構成される。
3．性別は受精卵が着床する過程で決定される。
4．精子は減数分裂で染色体が半減する。

問3 精子の性染色体はどれか。　　　解答＿＿＿＿

1．X染色体1種類
2．XY染色体1種類
3．X染色体とY染色体の2種類
4．XX染色体とXY染色体の2種類

問4 胎児の発生過程で正しいのはどれか。　　　解答＿＿＿＿

1．発育 → 融合 → 分割 → 退化
2．発育 → 分割 → 退化 → 融合
3．発育 → 退化 → 融合 → 分割
4．分割 → 発育 → 融合 → 退化

問 5 誤っているのはどれか。　　　　　　　　　　　　解答＿＿＿＿＿

1．先天異常の原因に遺伝子異常と染色体異常などがある。

2．遺伝子や染色体に異常がなくても先天異常をきたすことがある。

3．新生児の先天異常の原因に環境要因が関与してくる。

4．妊娠初期の自然流産児の約半数に遺伝子異常があるといわれている。

問 6 誤っているのはどれか。　　　　　　　　　　　　解答＿＿＿＿＿

1．奇形は胎芽期に異常があると発生しやすい。

2．機能障害は胎児期に異常があると発生しやすい。

3．妊娠初期に風疹ウイルスに感染した母親から先天性風疹症候群の子が生まれる。

4．妊娠後期に過剰なアルコールを摂取すると、胎児アルコール症候群が起こる。

問 7 トリソミーではないのはどれか。　　　　　　　　解答＿＿＿＿＿

1．ダウン症候群

2．エドワーズ症候群

3．パトー症候群

4．ネコなき症候群

問 8 性染色体数が少ないのはどれか。　　　　　　　　解答＿＿＿＿＿

1．クレチン症

2．クラインフェルター症候群

3．ターナー症候群

4．マルファン症候群

問 9 X連鎖劣性遺伝病（伴性劣性遺伝病）はどれか。　解答＿＿＿＿＿

1．血友病

2．ダウン症候群

3．先天性風疹症候群

4．フェニルケトン尿症

問10　常染色体劣性遺伝病はどれか。　　　　　　　解答＿＿＿＿＿

　　1．ハンチントン病

　　2．マルファン症候群

　　3．ウィルソン病

　　4．色覚異常

問11　女性のみにみられる遺伝病はどれか。　　　　解答＿＿＿＿＿

　　1．血友病

　　2．デュシェンヌ型筋ジストロフィー

　　3．ターナー症候群

　　4．クラインフェルター症候群

問12　巨舌がみられる遺伝疾患はどれか。　　　　　解答＿＿＿＿＿

　　1．ハンチントン病

　　2．ダウン症候群

　　3．デュシェンヌ型筋ジストロフィー

　　4．マルファン症候群

問13　遺伝病はどれか。　　　　　　　　　　　　　解答＿＿＿＿＿

　　1．川崎病

　　2．B型肝炎

　　3．色覚異常

　　4．特発性再生不良性貧血

問14　新生児マススクリーニングが行われているのはどれか。　解答＿＿＿＿＿

　　1．バセドウ病

　　2．糖尿病

　　3．フェニルケトン尿症

　　4．粘液水腫

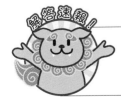

解答速報！

問1●1　問2●4　問3●3　問4●3　問5●4　問6●4　問7●4　問8●3　問9●1
問10●3　問11●3　問12●2　問13●3　問14●3

解いて覚えよ！

第9章 | 腫瘍

問1 誤っているのはどれか。

　　　　　1．腫瘍は新生物である。

　　　　　2．腫瘍細胞は自律性をもっている。

　　　　　3．腫瘍はすべて塊をつくる固形腫瘍である。

　　　　　4．ポリープも腫瘍の1つである。

解答＿＿＿＿＿＿

問2 正常細胞と比較して悪性腫瘍でみられる特徴はどれか。

　　　　　1．核が小さい。

　　　　　2．核小体がない。

　　　　　3．細胞の形が不整である。

　　　　　4．核／細胞質（N／C）比は低くなる。

解答＿＿＿＿＿＿

問3 がん腫はどれか。

　　　　　1．上皮性腫瘍の良性腫瘍

　　　　　2．上皮性腫瘍の悪性腫瘍

　　　　　3．非上皮性腫瘍の良性腫瘍

　　　　　4．非上皮性腫瘍の悪性腫瘍

解答＿＿＿＿＿＿

問4 正しいのはどれか。

　　　　　1．良性腫瘍の異型度は高度である。

　　　　　2．悪性腫瘍の分化度は低い。

　　　　　3．脈管への侵入は良性腫瘍の方が悪性腫瘍より多い。

　　　　　4．細胞分裂は悪性腫瘍の方が良性腫瘍より少ない。

解答＿＿＿＿＿＿

問5 良性腫瘍と比較して悪性腫瘍でみられる特徴はどれか。

　　　　　1．被膜がある。

　　　　　2．遠隔転移する。

　　　　　3．周囲組織に浸潤しない。

　　　　　4．増殖速度が緩やかである。

解答＿＿＿＿＿＿

問 6　がんと組織型の組み合わせで誤っているのはどれか。　解答＿＿＿＿

1．肺がん　──　扁平上皮がん
2．胃がん　──　腺がん
3．子宮体がん　──　腺がん
4．膀胱がん　──　扁平上皮がん

問 7　誤っているのはどれか。　解答＿＿＿＿

1．消化器系のがんは肝臓に転移しやすい。
2．播種性転移は血管またはリンパ管に入って行われる。
3．ウィルヒョウ転移はリンパ行性転移である。
4．シュニッツラー転移は播種性転移である。

問 8　クルーケンベルグ腫瘍とはどれか。　解答＿＿＿＿

1．転移性肝がん
2．転移性肺がん
3．転移性卵巣がん
4．転移性前立腺がん

問 9　センチネルリンパ節について正しいのはどれか。　解答＿＿＿＿

1．がん細胞が最初に転移するリンパ節をいう。
2．血液を介してがん細胞がリンパ節に転移することをいう。
3．がん細胞が播種によりリンパ節に転移することをいう。
4．リンパ節にあるがん細胞が他の臓器に転移することをいう。

問10　がんの進行度を表わすTNM分類の評価項目に含まれないのはどれか。　解答＿＿＿＿

1．腫瘍の大きさ
2．がんの発生部位
3．リンパ節への転移
4．遠隔臓器への転移

問11　病期（ステージ）について誤っているのはどれか。　解答＿＿＿＿

1．病期Ⅰ期は腫瘍の浸潤が限局して、転移がなく、予後はよい。
2．病期Ⅱ期は原発臓器ないし周辺部に拡大しているが、転移がない。
3．病期Ⅲ期は血行性転移を認めるが、遠隔転移はない。
4．病期Ⅳは遠隔転移をみとめ、予後が悪い。

問12　胃がんにおいて、進行がんの始まりはどこか。　　解答＿＿＿＿＿＿

1．粘膜固有層

2．粘膜下層

3．固有筋層

4．漿膜層

問13　正しいのはどれか。　　解答＿＿＿＿＿＿

1．非臨床がんは症状からがんと診断されたものをいう。

2．オカルトがんは転移性のがんをいう。

3．偶然に見つかったがんをラテントがんという。

4．PETは、がんの治療に用いられている。

問14　がんの発生過程で正しいのはどれか。　　解答＿＿＿＿＿＿

1．イニシエーション → プロモーション → プログレッション

2．プロモーション → イニシエーション → プログレッション

3．イニシエーション → プログレッション → プロモーション

4．プログレッション → イニシエーション → プロモーション

問15　組合せで正しいのはどれか。　　解答＿＿＿＿＿＿

1．アスベスト　──　皮膚がん

2．ウイルス　──　バーキットリンパ種

3．タール　──　膀胱がん

4．ベンジン　──　肺がん

問16　ウィルムス腫瘍について正しいのはどれか。　　解答＿＿＿＿＿＿

1．良性腫瘍である。

2．転移はしない。

3．成人で好発する。

4．腎臓の腫瘍である。

問17　日本人において、男性に比べ女性に多いがんはどれか。　　解答＿＿＿＿＿＿

1．肺がん

2．大腸がん

3．肝臓がん

4．胃がん

問18 乳がんに関与するホルモンはどれか。　　　　　　　解答＿＿＿＿＿＿

1．プロラクチン

2．エストロゲン

3．テストステロン

4．オキシトシン

問19 ウイルスにより発生するがんはどれか。　　　　　　解答＿＿＿＿＿＿

1．肺がん

2．前立腺がん

3．膵がん

4．子宮頸がん

問20 終末期がん患者にみられる悪液質の特徴はどれか。　解答＿＿＿＿＿＿

1．末梢神経障害

2．リンパ浮腫

3．がん疼痛

4．体重減少

問21 がん抑制遺伝子と腫瘍との組み合わせで正しいのは　解答＿＿＿＿＿＿
どれか。

1．RB　　—　　骨肉腫

2．p53　　—　　卵巣がん

3．APC　　—　　肺がん

4．DCC　　—　　胃がん

問22 腫瘍マーカーであるα－フェトプロテイン（AFP）はどの　解答＿＿＿＿＿＿
診断に有効か。

1．肝臓がん

2．大腸がん

3．卵巣がん

4．前立腺がん

解答速報！

問1●3　問2●3　問3●2　問4●2　問5●2　問6●4　問7●2　問8●3　問9●1
問10●2　問11●3　問12●3　問13●3　問14●1　問15●2　問16●4　問17●2
問18●2　問19●4　問20●4　問21●1　問22●1

章ごとに自己評価し、苦手な分野を克服しよう！

第1章	○	△	×
第2章	○	△	×
第3章	○	△	×
第4章	○	△	×
第5章	○	△	×
第6章	○	△	×
第7章	○	△	×
第8章	○	△	×
第9章	○	△	×

○：大丈夫　　△：もう少し　　×：まだまだ

Column ｜ 岩のように硬いからがん!?

　がんは、漢字では癌と書きますが、正確にはこの2つ、意味が異なります。「がん」と漢字の「癌」は同じ意味ではありません。病理学的にいえば、漢字の癌は、悪性腫瘍のうち、上皮組織由来の「がん腫」のことをいいます。いっぽうで平仮名のがんは、肉腫や白血病などの血液のがんも含めた広い意味で使われます。

　江戸時代では、癌は、まさに岩と表されていました。これは、身体のある部分に悪いもの、すなわちがんができると、岩のように硬いしこりができることがあったからです。当然このころには現代のような医療機器や検査方法もなかったため、岩のようなしこりが発見されたときに、「岩（がん）ができている」と、表現し、これが語源となって「癌」と呼ばれるようになったと思われます。実際に、癌は、病だれの中に、嵒という字を書きますが、この嵒という字は、岩山を表しています。

PART 3

病理学をマスター！
まとめ編

パート3では、病理学の知識を表にして整理しよう。

知識を確認しながら表を完成させることで、

自分だけのポイントブックが完成！

これで病理学もなんくるないさ！

継続は力なり！

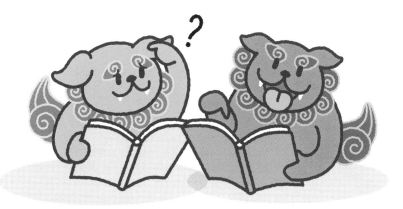

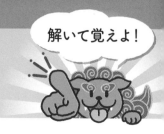

解いて覚えよ！

第1章 | 病理学の概念

問1　下記の表は内因と外因を示しものである。①〜⑩の名称を［語群］から選び、表を完成させなさい。

内　因		
①	②	年齢、性、人種など
	③	体質、アレルギー反応、喘息など
④		ダウン症候群、色覚異常など
⑤		糖尿病、クッシング症候群など
⑥		食物アレルギー、花粉症など

外　因		
⑦		タンパク質不足、ビタミン不足など
⑧		温度、熱、電気、放射線など
⑨		薬物、酸・アルカリなど
⑩		細菌・ウイルス、寄生虫など

語群　遺伝子・染色体異常、一般的素因、栄養障害、化学的因子、個人的素因、生物学的因子、素因、内分泌障害、物理的因子、免疫機能の異常

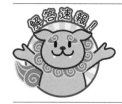

解答速報！

問1 ●①素因　②一般的素因　③個人的素因　④遺伝子・染色体異常　⑤内分泌障害
　　⑥免疫機能の異常　⑦栄養障害　⑧物理的因子　⑨化学的因子　⑩生物学的因子
問2 ●①低身長症　②クレチン症　③粘液水腫　④糖尿病　⑤アジソン病　⑥先端肥大症
　　⑦クッシング病　⑧クッシング症候群　⑨バセドウ病　⑩アルドステロン症　⑪低血糖
　　⑫高カルシウム血症
問3 ●①循環障害　②炎症　③代謝障害　④先天異常・遺伝子異常　⑤腫瘍

問2 ホルモン産生異常を示した表である。①〜⑫の疾患名を［語群］から選び、表を完成させなさい。

機能	疾患名	ホルモン名	産生臓器
機能低下	①	成長ホルモン	下垂体前葉
	②	甲状腺ホルモン	甲状腺（小児期）
	③	甲状腺ホルモン	甲状腺（成人期）
	④	インスリン	膵ランゲルハンス島
	⑤	副腎皮質ルモン	副腎皮質
機能亢進	⑥	成長ホルモン	下垂体前葉
	⑦	副腎皮質刺激ホルモン	下垂体前葉
	⑧	コルチゾン	副腎皮質
	⑨	甲状腺ホルモン	甲状腺
	⑩	副腎皮質ルモン	副腎皮質
	⑪	インスリン	膵ランゲルハンス島
	⑫	副甲状腺ホルモン	副甲状腺（上皮小体）

語群 アジソン病、アルドステロン症、クッシング症候群、クッシング病、クレチン症、バセドウ病、先端肥大症、低血糖、低身長症、糖尿病、粘液水腫、高カルシウム血症

問3 疾病の分類を示した表である。①〜⑤の名称を［語群］から選び、表を完成させなさい。

分類	各臓器の疾患例
①	脳出血、心筋梗塞、肺うっ血など
②	アレルギー性皮膚炎、肺結核、細菌性肺炎など
③	糖尿病、脂質異常、痛風、黄疸など
④	ダウン症候群、血友病、心室中隔欠損症など
⑤	胃がん、肝がん、肺がん、乳がん、子宮筋腫など

語群 炎症、腫瘍、循環障害、先天異常・遺伝子異常、代謝障害

問題解答開始！

解いて覚えよ！

第2章 細胞・組織の障害と修復

問 1 細胞の変化を示した表である。①〜⑥の名称を［語群］から選び、表を完成させなさい。

名　称	特　徴
①	後天的に細胞の数や容積が減少した状態
②	先天的に細胞の数や容積が減少した状態
③	細胞の容積が増加した状態
④	２つ臓器の一方を摘出したとき、残っている臓器の状態
⑤	細胞の数が増加した状態
⑥	喫煙などにより単層が重層扁平上皮に変わること

語群 萎縮、化生、過形成、代償性肥大、低形成、肥大

問 2 変性の種類を示した表である。①〜④の変性名を［語群］から選び、表を完成させなさい。

変性名	疾患名
①	アルツハイマー病、プリオン病など
②	動脈硬化症、脂肪肝など
③	糖尿病、糖原病など
④	ほくろ、皮膚のシミなど

語群 脂肪変性、色素変性、タンパク質変性、糖質変性

問3 細胞の死を示した表である。①～⑥の名称を ［語群］ から選び、表を完成させなさい。

分　類		代表名
①		脳軟化症など
②		心筋梗塞など
③		結核症など
壊疽	④	ミイラ、臍の緒
	⑤	肺壊疽、壊疽性虫垂炎
⑥		胎児の水かきの消失

語群 アポトーシス、乾性壊疽、乾酪壊死、凝固壊死、湿性壊疽、融解壊死

問4 治癒過程の特徴について示した表である。①～⑥に治癒過程の特徴を ［語群］ から選び、表を完成させなさい。

治　癒	治癒過程		
一次治癒	傷口① ＿＿＿＿＿	、肉芽組織② ＿＿＿＿＿	、瘢痕③ ＿＿＿＿＿
二次治癒	傷口④ ＿＿＿＿＿	、肉芽組織⑤ ＿＿＿＿＿	、瘢痕⑥ ＿＿＿＿＿

語群 大きい、多い、少ない、小さい、残す、残さない

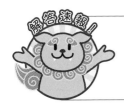

問1 ● ①萎縮　②低形成　③肥大　④代償性肥大　⑤過形成　⑥化生
問2 ● ①タンパク質変性　②脂肪変性　③糖質変性　④色素変性
問3 ● ①融解壊死　②凝固壊死　③乾酪壊死　④乾性壊疽　⑤湿性壊疽　⑥アポトーシス
問4 ● ①小さい　②少ない　③残さない　④大きい　⑤多い　⑥残す

解いて覚えよ！

第3章 | 循環障害

問1 血流障害を示す。①～③の障害名を［語群］から選び、表を完成させなさい。

名称	特徴
①	動脈の血管内腔の狭窄や閉塞により、通過する血流量が減少する。
②	局所の動脈の血流量が増え、鮮紅色となって、温度も上昇する。
③	局所の静脈の血流量が増え、暗赤色となって、温度は低下する。

語群 うっ血、虚血、充血

問2 出血の種類を示す。①～④の種類を［語群］から選び、表を完成させなさい。

種類	特徴
①	身体外部への出血をいう。
②	身体内部への出血をいう。
③	皮膚や粘膜に起きた出血（点状出血、斑状出血）をいう。
④	組織中に出血した塊をいう。

語群 外出血、血腫、紫斑、内出血

問3 出血の部位による分類を示す。①〜④の出血名を［語群］から選び、表を完成させなさい。

分　類	特　徴
①	消化管上部から出血した血液を口から吐く状態をいう。
②	消化管下部から出血した血液が肛門から出る状態をいう。
③	肺や気管支から出血した血液を口から吐く状態をいう。
④	腎臓など泌尿器官から出血した血液を尿中に出す状態をいう。

語群 喀血、下血、血尿、吐血

問4 浮腫の原因を示す。①〜④の原因を［語群］から選び、表を完成させなさい。

原　因	関与する因子
①	静脈の圧迫や血栓
②	血漿中のアルブミン
③	炎症
④	リンパ節の切除

語群 血管透過性の亢進、膠質浸透圧の低下、毛細血管圧の上昇、リンパ管の狭窄・閉塞

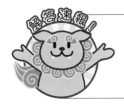

問1 ● ①虚血　②充血　③うっ血
問2 ● ①外出血　②内出血　③紫斑　④血腫
問3 ● ①吐血　②下血　③喀血　④血尿
問4 ● ①毛細血管圧の上昇　②膠質浸透圧の低下　③血管透過性の亢進　④リンパ管の狭窄・閉塞

問 5　血栓の種類を示す。①〜④の名称を［語群］から選び、表を完成させなさい。

種　類	特　徴
①	血小板とフィブリンからなり、赤血球はない。主に動脈内、心臓内に形成される。
②	赤血球とフィブリンからなるが、大部分は赤血球からなる。主に静脈内で形成される。
③	①と②の両者の特徴がみられる。
④	主にフィブリンからなる。主に播種性血管内凝固症候群（DIC）でみられる。

語群　混合血栓、赤色血栓、白色血栓、フィブリン血栓

問 6　塞栓の種類を示す。①〜④の名称を［語群］から選び、表を完成させなさい。

種類	特徴
①	心臓・血管内でできた血栓により引き起こされる塞栓症。
②	手術、外傷、点滴などや、潜函病などでみられる塞栓症。
③	妊娠時の母体や分娩流産、帝王切開などでも認められる塞栓症。
④	エコノミークラス症候群といわれている。

語群　空気塞栓症、血栓性塞栓症、肺血栓塞栓症／深部静脈血栓症、羊水塞栓症

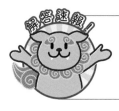

解答速報

問5 ●①白色血栓　②赤色血栓　③混合血栓　④フィブリン血栓
問6 ●①血栓性塞栓症　②空気塞栓症　③羊水塞栓症　④肺血栓塞栓症／深部静脈血栓症
問7 ●①循環血液量減少性ショック　②心原性ショック　③エンドトキシンショック
　　　④アナフィラキシーショック　⑤神経原性ショック
問8 ●①140　②159　③90　④99　⑤160　⑥179　⑦100　⑧109　⑨180　⑩110

問 7 ショックを分類した表を示す。①～⑤の名称を［語群］から選び、表を完成させなさい。

種　類	特　徴
①	大出血、脱水、火傷（熱傷）、嘔吐などにより起こる。
②	心臓自体の機能低下などにより起こる。
③	細菌からの毒素が血液中に放出されて起こる。
④	薬物、食物、ハチ毒などによって起きる。
⑤	外傷、激痛、恐怖などの強い精神的刺激により起こる。

語群 アナフィラキシーショック、エンドトキシンショック、循環血液量減少性ショック、心原性ショック、神経原性ショック

問 8 高血圧の分類を示した表である。①～⑩の数値を［語群］から選び、表を完成させなさい。

血圧の分類（単位mmHg）※日本高血圧学会「高血圧治療ガイドライン」（2019）より一部改変		
分類	収縮期血圧	拡張期血圧
Ⅰ度高血圧	①_____ ～②_____	かつ／または③_____ ～④_____
Ⅱ度高血圧	⑤_____ ～⑥_____	かつ／または⑦_____ ～⑧_____
Ⅲ度高血圧	≧⑨_____	かつ／または≧⑩_____
（孤立性）収縮期高血圧	≧①_____	かつ＜③_____

語群 90　99　100　109　110　140　159　160　179　180

解いて覚えよ！

第4章 炎症と免疫、移植

問1 炎症の分類を示した表である。①〜⑧に当てはまる炎症名を［語群］から選び、表を完成させなさい。

炎症の型		主な疾患
①	②	水疱、アレルギー性鼻炎
	③	線維素性心膜炎、ジフテリア
	④	蜂窩織炎（虫垂炎）、蓄膿症
	⑤	インフルエンザ肺炎
	⑥	ガス壊疽、壊疽性虫垂炎
⑦		肝硬変症、肺線維症
⑧		結核、第3期梅毒、ハンセン病

語群 壊疽性炎、化膿性炎、出血性炎、漿液性炎、滲出性炎、線維素性炎、増殖性炎、特異性炎

問2 免疫グロブリンの種類を示す。①〜⑤の抗体名（Ig）を［語群］から選び、表を完成させなさい。

種　類	特　徴
①	肥満細胞や好塩基球に結合し、ヒスタミンが放出されアレルギー反応を起こす。
②	赤血球の抗原に反応する抗体（血液型ABO）として働く。胎盤は通過しない。
③	Bリンパ球の活性に必要な抗体である。
④	免疫グロブリンの75％を占め、抗体は胎盤を通過し、胎児に受動免疫を与える。また、Rh血液型の抗体に関与している。
⑤	免疫グロブリンの10 〜 20％を占め、唾液・涙液・腸液などに分泌され、病原体の侵入を防ぐ作用があり、母乳にも含まれている。

語群 IgA、IgD、IgE、IgG、IgM

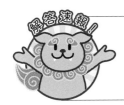

問1 ●①滲出性炎　②漿液性炎　③線維素性炎　④化膿性炎　⑤出血性炎　⑥壊疽性炎　⑦増殖性炎　⑧特異性炎
問2 ●①IgE　②IgM　③IgD　④IgG　⑤IgA

問 3 アレルギーの分類を示した表である。①〜⑤の名称を［語群］から選び、表を完成させなさい。

種類	型	主な疾患
Ⅰ型	①	アトピー性皮膚炎、気管支喘息、食物アレルギー、ペニシリンアレルギー
Ⅱ型	②	血液不適合輸血、重症筋無力症、突発性血小板減少性紫斑病
Ⅲ型	③	急性糸球体腎炎、膠原病
Ⅳ型	④	接触皮膚炎、ツベルクリン反応、移植による拒絶反応
Ⅴ型	⑤	バセドウ病

語群 アナフィラキシー型、T細胞依存型、細胞傷害型、刺激型、免疫複合体型

問 4 自己免疫疾患を示した表である。①〜⑥の疾患名を［語群］から選び、表を完成させなさい。

疾患名	主な特徴
①	関節滑膜の慢性炎症による関節の痛みと運動障害を特徴とする原因不明の自己免疫疾患である。
②	コラーゲンの過剰産生が生じたもので、皮膚や消化管が硬くなり肺も線維化する。強皮症ともいう。
③	外分泌腺が重点的に侵されたもの、涙液や唾液の減少が減少し、ドライアイや口腔乾燥をきたす。
④	種々の自己抗体がつくられ、血中に多量の免疫複合体を生じ、全身の臓器や組織が侵される。
⑤	T細胞の過剰反応による好中球の機能亢進が病態の基本で、粘膜に障害が生じやすい。
⑥	甲状腺を侵す自己免疫疾患で、抗サイログロブリン抗体が検出され、中年女性に好発する。

語群 シェーグレン症候群、ベーチェット病、関節リウマチ（RA）、橋本病、進行性全身性硬化症（PSS）、全身性エリテマトーデス（SLE）

問5 移植に関して示した表である。①〜⑤に関係する語句を［語群］から選び、表を完成させなさい。

移植提供者	①
移植受容者	②
関与する細胞	キラー T 細胞
関与する抗原	ヒト組織適合白血球抗原（HLA）
臓器移植	③
骨髄移植	④
問題点	⑤

語群 ドナー、レシピエント、移植片／宿主、拒絶反応、宿主／移植片

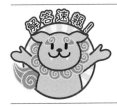

問3 ●①アナフィラキシー型　②細胞傷害型　③免疫複合体型　④T細胞依存型　⑤刺激型
問4 ●①関節リウマチ（RA）　②進行性全身性硬化症（PSS）　③シェーグレン症候群
　　　④全身性エリテマトーデス(SLE)　⑤ベーチェット病　⑥橋本病
問5 ●①ドナー　②レシピエント　③宿主／移植片　④移植片／宿主　⑤拒絶反応

第5章 | 感染症

問1 病原体の種類を示した表である。①〜⑨の病原体の名称を［語群］から選び、表を完成させなさい。

	病原体の種類		主な感染症
①			クロイツフェルト－ヤコブ病など
②			インフルエンザ、麻疹、エイズ、風疹など
細菌	③		発疹チフス、ツツガムシ病、紅斑熱など
	④		トラコーマなど
	⑤		コレラ、腸チフス、破傷風など
	⑥		梅毒、回帰熱、ワイル病など
⑦			カンジダ症、クリプトコッカス症、水虫など
⑧			アメーバ赤痢、マラリアなど
⑨			回虫症、アニサキス症、フィラリアなど

語群 ウイルス、クラミジア、スピロヘータ、プリオン、リケッチア、一般細菌、寄生虫、原虫、真菌

問2 動物由来感染症を示した表である。①〜⑦の病原体の名称を［語群］から選び、表を完成させなさい。

	病原体の種類		感染症	感染源となる動物種
①			狂犬病	イヌ、ネコ、コウモリ
			ウエストナイル熱	野鳥、カラス
細菌	②		ペスト、サルモネラ、Q熱	プレリードッグ、リス、ウシ、ネコなど
	③		オオム病	小鳥、野鳥
	④		レプトスピラ症	ネズミ
⑤			皮膚糸状菌症	イヌ
⑥			トキソプラズマ症	ネコ
⑦			エキノコッカス症	イヌ、キツネ

語群 ウイルス、クラミジア、スピロヘータ、一般細菌、寄生虫、原虫、真菌

問 3　代表的な細菌性食中毒を示した表である。①〜⑥の原因菌を［語群］から選び、表を完成させなさい。※①〜③および⑤、⑥は順不同

分　類		原因菌		
感染型食中毒	細胞障害性	①＿＿＿＿＿＿	、②＿＿＿＿＿＿	、③＿＿＿＿＿＿
	毒素産生性	④＿＿＿＿＿＿	、毒素原性大腸菌	
毒素型食中毒		⑤＿＿＿＿＿＿	、⑥＿＿＿＿＿＿	

語群　ウェルシュ菌、サルモネラ属、ボツリヌス菌、黄色ブドウ球菌、病原性大腸菌、腸炎ビブリオ

問 4　母子感染を示した表である。①〜③の感染経路名を［語群］から選び、表を完成させなさい。

感染経路	病原体
①	梅毒トレポネーマ、トキソプラズマ、風疹ウイルス、サイトメガロウイルス（CMV）、エイズ(HIV)
②	B型肝炎ウイルス（HBV）、クラミジア－トラコマティス、単純ヘルペスウイルス（HSV）、CMV、HIV
③	ヒトT細胞白血病ウイルス１型(HTLV-1)、CMV、HIV

語群　産道感染、母乳感染、経胎盤感染

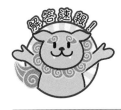

問1 ● ①プリオン　②ウイルス　③リケッチア　④クラミジア　⑤一般細菌　⑥スピロヘータ　⑦真菌　⑧原虫　⑨寄生虫
問2 ● ①ウイルス　②一般細菌　③クラミジア　④スピロヘータ　⑤真菌　⑥原虫　⑦寄生虫
問3 ● ①病原性大腸菌　②サルモネラ属　③腸炎ビブリオ　④ウェルシュ菌　⑤黄色ブドウ球菌　⑥ボツリヌス菌　(※①〜③および⑤、⑥は順不同)
問4 ● ①経胎盤感染　②産道感染　③母乳感染

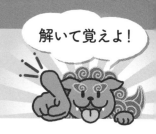

解いて覚えよ！

第6章 | 代謝障害

問1 肥満と脂質異常を示した表である。①〜④の数値を［語群］から選び、表を完成させなさい。

検査項目	病　名
BMI値	①＿＿＿＿＿＿＿以上を肥満
LDLコレステロール値	②＿＿＿＿＿＿＿mg/dL以上を高LDLコレステロール血症
HDLコレステロール値	③＿＿＿＿＿＿＿mg/dL未満を低HDLコレステロール血症
トリグリセリド値	④＿＿＿＿＿＿＿mg/dL以上を高トリグリセリド血症

語群 25、40、140、150

問2 全身性アミロイドーシスの分類を示した表である。①〜④の疾患名を［語群］から選び、表を完成させなさい。

病　型	アミロイドを構成するタンパク質
①	免疫グロブリンのL鎖
②	アミロイド関連タンパク質
③	トランスサイレチン変異タンパク質
④	β2ミクログロブリン

語群 家族性（遺伝性）アミロイドーシス、原発性アミロイドーシス、続発性アミロイドーシス、透析アミロイドーシス

問3 糖尿病の診断基準を示した表である。①〜④の数値を［語群］から選び、表を完成させなさい。

検査項目	検査値
空腹時の血糖値	① _____ mg/dL以上
75g糖負荷試験の2時間値	② _____ mg/dL以上
随時血糖値	③ _____ mg/dL以上
HbA1c（NGSP値）	④ _____ ％以上

語群 6.5、126、200、200

問4 黄疸の分類を示した表である。①〜④に当てはまる疾患名を［語群］から選び、表を完成させなさい。

分 類	ビリルビン値
①	ヘモグロビン分解亢進による間接型ビリルビン値の増加
②	ビリルビン代謝障害による直接型ビリルビン値の増加
③	ビリルビン排泄障害による直接型ビリルビン値の増加
④	新生児にみられる黄疸で間接型ビリルビン値の増加

語群 核黄疸、肝性黄疸、閉塞性黄疸、溶血性黄疸

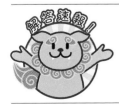

問1 ● ①25 ②140 ③40 ④150
問2 ● ①原発性アミロイドーシス ②続発性アミロイドーシス
　　　③家族性（遺伝性）アミロイドーシス ④透析アミロイドーシス
問3 ● ①126 ②200 ③200 ④6.5
問4 ● ①溶血性黄疸 ②肝性黄疸 ③閉塞性黄疸 ④核黄疸

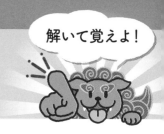

第7章 | 老化と死

問1 脳死の判定基準を示した表である。①〜⑥に当てはまる語句・数字を書きなさい。

法的脳死判定の項目

①深い（　　　）	④平坦な（　　　）
②（　　　）の固定・散大	⑤（　　　）の消失
③（　　　）反射の消失	⑥一連の検査を（　　）時間以上あけて再度行う。 ※生後12週から6歳未満の小児は24時間以上あける。

問2 死体の解剖の種類を示した表である。①〜④の解剖名を［語群］から選び、表を完成させなさい。

種　類	特　徴
①	医学の教育や研究のために行う。
②	診断・治療の適否を調査する。剖検ともいう。
③	犯罪捜査の目的で行う。
④	犯罪の可能性のない異常死について死因を特定する。

語群 行政解剖、系統解剖、司法解剖、病理解剖

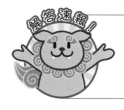

問1●①昏睡　②瞳孔　③脳幹　④脳波　⑤自発呼吸　⑥6
問2●①系統解剖　②病理解剖　③司法解剖　④行政解剖

第8章 | 先天異常と遺伝子異常

問1 先天性奇形を示した表である。①〜⑥の発生機構の名称を［語群］から選び、表を完成させなさい。

発生機構	奇 形
①	心室中隔欠損症、動脈管開存症、メッケル鼓室
②	多指症、多乳頭症
③	口唇裂、口蓋裂、無脳症、双角子宮
④	結合体（一卵性双生児）
⑤	内臓逆位症（右胸心）、大血管転移症、馬蹄腎
⑥	真性半陰陽、仮性半陰陽

語群 過剰形成、性徴の混在、臓器の位置異常、発育抑制・遺残、分割不全、融合不全

問2 性染色体異常を示した表である。①〜④の疾患名を［語群］から選び、表を完成させなさい。

疾患名	特 徴
① （性染色体数的異常）	男性の持つXY染色体のうち、X染色体が1つ多い（それ以上多い場合もある）ことによる、男性のみに発生する異常。
② （性染色体数的異常）	性染色体Xのみで女性に発生する異常。多くは流産するが、出生後は成長に伴い二次性徴の欠如や無月経などがみられる。
③ （X連鎖劣性遺伝）	血液を凝固させる因子が不足または欠如しているため、出血が止まりにくいという症状をもち、男性にみられる。
④ （X連鎖劣性遺伝）	筋肉が萎縮し、筋力低下を示す遺伝性の筋疾患の総称である。特に頻度の高いのがデュシェンヌ型で、男性だけにみられる。

語群 血友病、進行性筋ジストロフィー、ターナー症候群、クラインフェルター症候群

問3 常染色体異常を示した表である。①〜⑨の疾患名を［語群］から選び、表を完成させなさい。

疾患名	特　徴
① （常染色体優性遺伝）	自身で制御できないように踊るような運動（舞踏病とも呼ばれる）や行動異常、認知障害などを示す難病である。
② （常染色体優性遺伝）	骨、心血管、動脈、眼、歯などに異常がみられる。手足も細く、痩身であるが、高身長、クモ指という特徴がある。
③ （常染色体劣性遺伝）	アミノ酸をチロシンに分解する酵素の遺伝的欠損により発症する。脳の発育障害や脳波の異常、けいれんなどがみられる。
④ （常染色体劣性遺伝）	先天的な甲状腺の機能障害によりホルモン分泌が不足し、身体的、精神的な発育の遅れがみられる。
⑤ （常染色体優性遺伝）	皮膚の異常のほか、頭髪、爪、眼などさまざまな異常を伴う。男児の場合はほとんど死産で、圧倒的に女児に多くみられる。
⑥ （常染色体数的異常）	21トリソミー。低身長や小頭、特有の顔つき、巨舌で口が閉じにくい、大人しく、あまり泣かないなどの特徴を持つ。
⑦ （常染色体数的異常）	18トリソミー。女児に多い染色体異常で、知的障害や唇の奇形、心疾患が多くみられる。
⑧ （常染色体数的異常）	13トリソミー。小頭症で眼球が小さいなどの頭部の異常や手指の異常、脳機能障害や発育遅滞、重度の心疾患などがみられる。
⑨ （常染色体数的異常）	5番目の染色体が欠損している。重度の知的障害のある異常である。出生時に猫のような泣き声をすることから呼ばれている。

語群 エドワーズ症候群、クレチン症、ダウン症候群、パトー症候群、ハンチントン病、フェニルケトン尿症、マルファン症候群、色素失調症、猫なき症候群

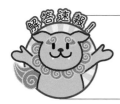

解答速報！

問1 ●①発育抑制・遺残　②過剰形成　③融合不全　④分割不全　⑤臓器の位置異常　⑥性徴の混在
問2 ●①クラインフェルター症候群　②ターナー症候群　③血友病　④進行性筋ジストロフィー
問3 ●①ハンチントン病　②マルファン症候群　③フェニルケトン尿症　④クレチン症
　　　⑤色素失調症　⑥ダウン症候群　⑦エドワーズ症候群　⑧パトー症候群　⑨猫なき症候群

解いて覚えよ！

問題解答開始！

第9章 | 腫瘍

問1 良性腫瘍と悪性腫瘍の相違点について示した表である。①〜⑧の状態を［語群］から選び、表を完成させなさい。

相違点	良性腫瘍	悪性腫瘍
細胞異型	軽度	高度
構造異型	①	②
分化度	③	④
発育速度	遅い	早い
細胞分裂	⑤	⑥
浸潤型式	⑦	⑧
被膜の有無	ある	ない
脈管への侵入	少ない	多い
転移	少ない	多い
再発頻度	低い	高い
全身への影響	小さい	大きい

語群 多い、少ない、高い、低い、高度・未熟型、軽度・成熟型、浸潤性、膨張性

問2 主ながん腫の発生臓器を示した表である。①〜③にがん腫の組織型を［語群］から選び、表を完成させなさい。

がん腫の組織型	発生臓器
①	皮膚、口腔、食道、肺、子宮頸部など
②	胃、大腸、膵臓、乳腺、子宮体部、前立腺など
③	膀胱、尿管など

語群 移行上皮がん、腺がん、扁平上皮がん

問3 がんの転移の特徴と進行状態を示す。①〜③は転移名を、④〜⑥は進行状態をそれぞれ［語群］から選び、表を完成させなさい。

転移と進行状態	特徴
① ＿＿＿＿＿＿＿ 転移	消化器がんが左鎖骨のリンパ節に転移すること
② ＿＿＿＿＿＿＿ 転移	消化器がんがダグラス窩に転移すること
③ ＿＿＿＿＿＿＿ 腫瘍	消化器がんが卵巣に転移して腫瘍を形成すること
④ ＿＿＿＿＿＿＿ がん	偶然に見つかったがんで、偶発がんともいう
⑤ ＿＿＿＿＿＿＿ がん	原発巣が明らかになったこと
⑥ ＿＿＿＿＿＿＿ リンパ節	がんが最初に転移するリンパ節のこと

語群 オカルト、ウィルヒョウ、クルーケンベルグ、シュニッツラー、センチネル、ラテント

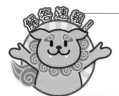

解答速報！

問1 ●①軽度・成熟型 ②高度・未熟型 ③高い ④低い ⑤少ない ⑥多い ⑦膨張性 ⑧浸潤性
問2 ●①扁平上皮がん ②腺がん ③移行上皮がん
問3 ●①ウィルヒョウ ②シュニッツラー ③クルーケンベルグ ④ラテント ⑤オカルト
⑥センチネル

問4 主ながん抑制遺伝子を示した表である。①〜⑦に当てはまる抑制遺伝子を［語群］から選び、表を完成させなさい。

がん抑制遺伝子	異常のみられるおもな腫瘍
①	網膜芽細胞腫、骨肉腫、乳がん
②	大腸がん、胃がん、肺がん、乳がん、子宮がん
③	ウィルムス腫瘍
④	大腸がん、胃がん、肝芽腫
⑤	大腸がん、急性・慢性白血病
⑥	神経線維腫症
⑦	乳がん、卵巣がん

語群 APC、BRC1,2、DCC、NF1、PB、p53、WT1

問5 主な腫瘍マーカーを示した表である。①〜⑥に代表するがんの名称を［語群］から選び、表を完成させなさい。

腫瘍マーカー	代表する主ながん	腫瘍マーカー	代表する主ながん
AFP	①	PSA	④
CEA	②	CA125	⑤
CA19-9	③	hCG	⑥

語群 肝細胞がん、膵臓がん、絨毛がん、前立腺がん、大腸がん、卵巣がん

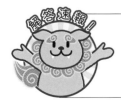

問4 ●①PB ②p53 ③WT1 ④APC ⑤DCC ⑥NF1 ⑦BRC1,2
問5 ●①肝細胞がん ②大腸がん ③膵臓がん ④前立腺がん ⑤卵巣がん ⑥絨毛がん

問6 主な職業がんを示した表である。①〜⑥に当てはまるがんの名称を［語群］から選び、表を完成させなさい。

がんの種類	発がん因子となる物質	発生しやすい職業
①	タール、ヒ素、電磁波	工業従事者、精錬工、放射線技師
②	タール、放射線、ニッケル、ビス（クロロメチル）エーテル	工業従事者、坑夫、精錬工
③	アスベスト	工業従事者、建築業
④	2-ナフチルアミン、ベンジジン、4-アミノビフェニル	工業従事者、染料関係従事者、ゴム工業従事者
⑤	放射線、ベンゼン	放射線技師、医療従事者、工業用溶媒・ゴム工業従事者
⑥	塩化ビニルモノマー	塩化ビニル製造従事者

語群 肝血管肉腫、肺がん、肺がん・中皮腫、白血病、皮膚がん、膀胱がん

問7 がんの治療法を示した表である。①〜④に当てはまる治療法の名称を［語群］から選び、表を完成させなさい。

治療法	使用物質
①	手術によりがんを切除する方法
②	X線・α線・β線・中性子線などを用いた方法
③	抗がん剤などを用いた方法
④	エストロゲン、アンドロゲンなど用いた方法

語群 化学療法、外科手術、ホルモン療法、放射線療法

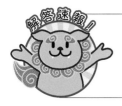

解答速報！

問6 ● ①皮膚がん　②肺がん　③肺がん・中皮腫　④膀胱がん　⑤白血病　⑥肝血管肉腫
問7 ● ①外科手術　②放射線療法　③化学療法　④ホルモン療法

章ごとに自己評価し、苦手な分野を克服しよう！

	○	△	✕
第1章	○	△	✕
第2章	○	△	✕
第3章	○	△	✕
第4章	○	△	✕
第5章	○	△	✕
第6章	○	△	✕
第7章	○	△	✕
第8章	○	△	✕
第9章	○	△	✕

○：大丈夫　　△：もう少し　　✕：まだまだ

Column｜ウイルスは進化に必要!?

　われわれ人類の生活を脅かすこともあるウイルスですが、単に敵・悪者というわけはなく、ヒトを含めた生物の進化に大きな影響を与えてきたのではないか、という説があります。ウイルスは厳密にいえば生命体という意味での生物ではありません。それは生命の定義の一つである、「自ら遺伝子を複製し増殖する（子孫を残す）」ということができないからです。ウイルスは、ほかの生物の細胞に入り込み、そしてその増殖機能を利用することで自らを複製させます。この現象が、入り込んだ生物の細胞の遺伝子にも影響を与える可能性があると考えられているのです。

　例えば、キリンの首について、従来の進化論では、突然変異により生まれた首の長いキリンが、ほかのキリンよりも高いところの草を食べることができて生き残り、徐々に首が長い、という遺伝子が残り、増えていったと考えます。しかし、ウイルス進化説では、ウイルスに感染し、遺伝子レベルで変異が起こったことにより、急激にキリンの首が長くなったと考えます。我々にはまだわからない、神秘の世界ですね。

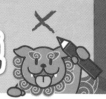

なんくるないさ！ 病理学　解答と解説

PART 1　基礎固め！　穴埋め問題編

■ 第1章　病理学の概念

問1　病気

解説 病気は疾患や疾病とも呼ばれている。病気の原因、成り立ち、経過などについて学習するのが病理学である。

問2　徴候

解説 症候群はシンドロームとも呼ばれ、症候の集まりをいう。症候とは症状と徴候を合わせていう。症状とは病気になった患者自身が自覚するものをいい、徴候とは、皮膚が腫れたり赤くなるといった、客観的に他人が観察できるものをいう。

問3　亜急性

解説 病気が急激に起こる場合を急性、ゆっくり生じて遷延化（のびること）する場合を慢性、その中間を亜急性という。

問4　後遺症

解説 いったん病気の状態に陥っても、生体は正常な状態へ向かって回復しようとする。これには、元通りに修復する場合と、ほかの方法で補おうとする場合（代償）とがある。通常はこの両者の併用であるが、結果的に以前の機能レベルまで回復できなかった場合は後遺症となる。

問5　予後

解説 予想される病気の行く末を予後という。予後の良・不良とは、経過後の結果が良好か、それとも思わしくないかを意味している。

問6　器質的

解説 器質的変化とは見た目の異常、すなわち形態的な変化を伴った病態をいい、見た目には異常を認めない場合を機能的変化という。例えば腸管の通過障害において、がん組織による閉塞を原因とする通過障害は器質的変化であり、神経麻痺によるものは機能的変化である。

問7　細胞診断

解説 細胞診断は病理診断の1つで、唾液、胸腔や腹腔に貯留した体液、膣分泌物などに含まれる細胞、細菌、がん細胞などを顕微鏡下で診断する方法で、特にがんの診断に有効である。

問8　病理解剖

解説 病理解剖は剖検ともいい、病死した患者を解剖し、主病変および死因の解明、治療の適否、治療による病変の修飾などを調べる検査である。一方、生体の病変部の細胞や組織の一部を観察し検査することを生体材料の病理検査といい、生検またはバイオプシーと呼んでいる。

問9　組織診断

解説 異常な部分の組織の一部を採取し診断する方法を組織診断（または組織診）という。組織診には①生検（バイオプシー）、②手術検体の診断（術中迅速診断）、③病理解剖（剖検）などがある。

問10　コンパニオン

解説 医薬品の効果や副作用について、投薬前に細胞と薬物との関係を分子レベルで検査する方法をコンパオン診断といい、とくに抗がん剤など使用する際に行われている。

問11　病因

解説 病気の原因を病因といい、病因には、身体内の種々の原因により病気を発症する内因と、外部からの刺激（細菌などの病原体や放射線など）などの原因により病気を発症する外因がある

問12　宿主

解説 宿主とは病原菌やウイルスなどが主に宿るという意味で、ヒトや動物のことである。

問13　免疫機能

解答 免疫機能の異常は内因の1つである。その他に内因には素因、遺伝子・染色体異常、内分泌障害がある。

問14　個人的素因（または体質）

解説 素因とは病気にかかりやすい性質をいい、個人特有にみられるものを個人的素因（アレルギーなど）、一般の人にみられるものを一般的素因（かぜやがんなど）という。

問15　栄養障害

解説 外因の1つで、その他に外因には物理的因子、化学的因子、生物学的因子がある。

問16　放射線

解説 放射線は外因の物理的因子の1つで、その他

に温度、圧力、紫外線などがある。

問17　糖尿
(解説) 糖尿病は生活習慣病の１つで、年々増加傾向にある疾患である。その他の生活習慣病に高血圧、脂質異常症、肥満などがあり、外因の一つでもある。

問18　医原病
(解説) 診断や治療のための医療行為により、患者にとって好ましくない病態が発生した場合を医原病という。その原因には治療のために用いた薬の副作用や、手術時や内視鏡検査時の予期せぬ出血による障害などがある。外因の一つである。

問19　イタイイタイ病
(解説) イタイイタイ病は、工場廃棄物のカドミウムが富山県神通川や周辺の畑に流れ込んだのが原因とされている。患者らが激しい痛みにイタイ、イタイと苦しんだことから名が付けられた。その他の四大公害病として、水銀による水俣病と第２水俣病、亜硫酸ガスによる四日市喘息などがある。

問20　腫瘍
(解説) 腫瘍には良性腫瘍と悪性腫瘍があり、とくに上皮性の悪性腫瘍をがん腫（単にがん）、非上皮性の悪性腫瘍を肉腫と呼んでいる。

第2章　細胞・組織の障害と修復

問1　適応
(解説) 個々の細胞はつねに外部からの刺激にさらされているが、慢性的で過剰な刺激に対しては、ある程度の範囲で適応する能力を備えている。細胞の適応には、萎縮や肥大、化生と呼ばれる現象が含まれる。

問2　化生
(解説) 化生とは特定の機能をもつ細胞・組織が別の機能をもつ細胞・組織へと変化することをいう。例えば、気管支内腔の線毛単層上皮組織が喫煙による刺激を長期間受け続けると、重層円柱上皮組織に変わり喫煙による刺激に適応していく。化生は刺激がなくなっても、元の組織には戻らない。

問3　変性
(解説) 変性とは正常ではみられない物質が細胞・組織に沈着することをいい、変性した細胞では代謝機能が損なわれたり、エネルギー産生が低下したりする。変性は原因が除かれると元に戻る可逆的な変化である。

問4　生理的
(解説) 萎縮は、細胞の数が減少する場合と、細胞数

は変わらずに細胞容積（細胞の大きさ）が減少する場合、およびその両者が混在する場合とがある。通常、萎縮した細胞や組織は機能も低下している。とくに加齢により卵巣・子宮などが萎縮することを生理的萎縮という。

問5　病的
(解説) 病的萎縮を起こす原因には、栄養障害、化学的因子、物理的因子などがある。

問6　廃用性
(解説) 廃用性萎縮は無為萎縮とも呼ばれ、術後の安静時や高齢者の長期間の寝たきりなどにみられる筋萎縮をいう。

問7　低
(解説) 低形成は臓器や組織が何らかの原因で正常な大きさまで発育せずに成長が停止した状態をいい、形成不全とも呼ばれる。通常の萎縮とは区別される。

問8　作業性
(解説) トレーニングなどの運動負荷により筋細胞の容積が増加する肥大を作業性肥大と呼ぶ。

問9　代償性
(解説) 摘出された腎臓の機能を補うように、反対側の健常な腎臓が肥大するような状態を代償性肥大という。

問10　過形成
(解説) 成熟した組織や臓器をなす細胞の数が増加する（細胞分裂・増殖の過剰）ことを過形成という。妊娠時にみられる子宮壁の肥厚やペンだこ、靴ずれなどの生理的過形成や、バセドウ病、クッシング症候群、ポリープなどの病的過形成がある。

問11　腫大
(解説) 肥大と過形成の両者の要素が複合して起きることを腫大という。薬物投与による肝臓肥大、内分泌障害による内分泌臓器の肥大、炎症による浮腫などがある。

問12　凝固
(解説) 細胞質のタンパク質に高度の変性が起こり、細胞の輪郭が残される様な壊死を凝固壊死といい、心筋梗塞や脳梗塞などにみられる。

問13　融解（液状）
(解説) 液状壊死ともいい、細胞内にあるリソソーム酵素による自己融解（細胞の原形がない）が高度に生じた場合を融解壊死という。タンパク質が少なく、脂肪組織が多い場合に起こる。脳軟化症などにみられる。

問14　乾酪

解説 融解壊死と凝固壊死の両者の特徴をもった壊死を乾酪壊死という。チーズ（乾酪）に類似した特徴的な概観を示し、肺結核や梅毒（ゴム腫）などにみられる。

問15　壊疽

解説 壊死に陥った組織に腐敗菌が感染し、組織が腐敗した状態を壊疽という。また、壊死組織からガスが産生され、悪臭（腐敗臭）を放つことがある。

問16　アポトーシス

解説 あらかじめプログラム化された細胞の死をアポトーシスという。胎児の成長過程にみられる指間の水かきの消滅や、ウイルス感染した細胞への薬物による細胞死、がん細胞への抗がん剤や放射線照射によるがん細胞などの死もアポトーシスと考えられている。

問17　心筋

解説 再生能力がほとんどみられない筋組織は心筋である。その他に中枢神経系の脳や脊髄も再生能力がほぼない。一方、再生能力に富んだ細胞・組織に皮膚・毛髪・爪、肝細胞がある。

問18　肉芽組織

解説 肉芽組織は病変部に形成される新鮮な結合組織をいい、線維性結合組織（線維芽細胞）、炎症細胞（好中球・マクロファージ・リンパ球）、豊富な毛細血管からなる。

問19　瘢痕

解説 組織の修復過程が進むにつれ、毛細血管はしだいに減少して膠原線維成分が増していく。このようにして、最終的に硬い白色調の膠原線維のみからなることを瘢痕と呼ぶ。

問20　ケロイド

解説 膠原組織が過剰に蓄積すると、体質によるが治癒後にケロイドと呼ばれる瘢痕の盛り上がりを残す。ケロイドとは紅色〜紅褐色の半球状で、表面が平滑な硬い皮膚結節をいう。

■ 第3章　循環障害

問1　浮腫

解説 血漿成分が毛細血管から組織中（または間質）に浸みだしたものが組織液（または間質液）で、その液体が過剰に貯留した状態を浮腫という。浮腫を起こす原因に毛細血管圧の上昇（または静脈圧の上昇）、膠質浸透圧の減少、毛細血管透過性の上昇、リンパ管の狭窄・閉塞がある。

問2　脱水

解説 脱水には水が欠乏する水欠乏性脱水（高張性脱水）、水とナトリウムが欠乏し、水だけを補給したために起こるナトリウム欠乏性脱水（低張性脱水）、水とナトリウム両者が欠乏する混合性脱水（等張性脱水）があり、一般的には混合性脱水がよくみられる。

問3　充血

解説 充血の原因として、①炎症を伴うもの、②温熱・紫外線によるもの、③激しい筋肉運動によるもの、④自律神経の反応によるもの（怒りや恥ずかしさでの赤面）などがある。充血は炎症によるものを除いて一時的なものが多い。

問4　うっ血

解説 うっ血の原因として、①局所の圧迫（包帯を強く巻く）によるもの、②静脈内の血栓（血管内腔の閉塞）によるもの、③心臓の収縮力の低下（心不全など）によるものなどがある。うっ血は、充血とは異なり長い時間つづく。また、体温の低下がみられる。うっ血が続くとデオキシヘモグロビンが増加してチアノーゼを起こし、皮膚・口唇・耳朶（耳たぶ）・爪床（爪の甲）などが青紫色となる。

問5　虚血

解説 虚血の原因として、動脈硬化・血栓・塞栓などにより動脈の内腔が閉塞した場合や、腫瘍などにより血管壁が外から圧迫された場合、血管れん縮（血管の異常収縮）により血管内腔が狭くなった場合などがある。

問6　梗塞

解説 梗塞には梗塞部が虚血のため貧血調（蒼白）になる貧血性梗塞と、梗塞部が出血を伴って赤くなる出血性梗塞がある。

問7　破綻性

解説 出血の種類に、血管が破れて起きる破綻性出血と、血管が破れず起こる漏出性出血がある。漏出性出血は動脈硬化などで血管がもろくなり、徐々に血液がにじみ出る状態をいう。

問8　喀血

解説 呼吸器系（肺・気管など）で起きた出血が口から排出されることを喀血といい、血液の色は鮮紅色で泡が含まれることが多い。

問9　下血

解説 胃を境に消化管下部（小腸〜大腸）からの出血が肛門から排出されることを下血という。便の色は黒色〜鮮紅色（直腸の出血の場合）である。

問10　紫斑

解説 紫斑はその大きさにより呼び方が変わる。点状でみられる場合を点状出血、斑状でみられる場合を斑状出血という。

問11　血栓

解説 血栓の原因に血液の粘稠性の増加、血流の低下、血管内膜の損傷などがある。血栓はできる場所により、動脈血栓、静脈血栓、毛細血管血栓（微小血栓）に分けられる。また、血栓の成分により、白色血栓、赤色血栓、混合血栓、フィブリン血栓に分けられる。

問12　塞栓

解説 塞栓は栓子とも呼ばれ、末梢の血管腔を閉塞した状態を塞栓症という。塞栓を起こす原因物質として、血栓、がん細胞や細菌、寄生虫、組織片、脂肪などの塊、羊水、空気などがある。

問13　梗塞

解説 血液循環障害により組織が壊死に陥る状態を梗塞といい、好発部位は心臓（心筋梗塞）や脳（脳梗塞）などがある。

問14　エコノミークラス

解説 長時間同じ姿勢で椅子などに座っていると、下肢深部静脈圧が上昇し静脈内に血栓ができ、急に歩行などをすると血栓が心臓を介して肺に運ばれそこで塞栓をおこすことがある。この現象をエコノミークラス症候群（下肢深部静脈血栓／肺塞栓症）という。

問15　器質化

解説 大きな壊死組織には、壊死巣の周囲に線維芽細胞、炎症細胞、毛細血管が集まり肉芽組織が形成され、壊死細胞は分解・処理される。この過程を器質化という。

問16　側副循環路

解説 動脈または静脈の流れが一部妨げられた場合、吻合枝（バイパス）を通り血液の流れを補うことができる。これを側副循環といい、そのバイパスに血液が流れる経路を側副循環路という。吻合枝ができない動静脈を終動脈といい、心臓の冠状動脈、脳動脈、肺、腎臓などにみられる。

問17　静脈瘤

解説 肝機能障害により門脈圧亢進症が起こると側副循環が促進され、胃からの血液が食道静脈へ過剰に流れ食道静脈瘤を起こす。

問18　ショック

解説 ショックは発生の原因により（1）循環血液量減少性ショック、（2）心原性ショック、（3）心外閉塞・拘束性ショック、（4）血液分布異常性ショックの4つに分けられる。ショックの原因は、外傷、出血、火傷、心不全、細菌感染、薬物中毒、脱水などさまざまである。

問19　90

解説 高血圧症は成人では最大（収縮期）血圧140mmHg以上、最小（拡張期）血圧90mmHg以上と定義されている（日本高血圧学会）。2019年版の高血圧の分類（Ⅰ度〜Ⅲ度）を**表1**に示す。

問20　本態性

解説 本態性高血圧は高血圧症の約90%以上を占め、原因不明であるが、肥満、生活習慣、遺伝的素因などが関係している。続発性高血圧は、基礎疾患として腎疾患、内分泌疾患、心疾患、血管障害などにみられる。

表1　血圧の分類（単位mmHg）
※日本高血圧学会「高血圧治療ガイドライン」（2019）より

分類	診察室血圧	
	収縮期血圧	拡張期血圧
正常血圧	＜120かつ＜80	
正常高値血圧	120〜129かつ＜80	
高値血圧	130〜139かつ／または80〜89	
Ⅰ度高血圧	140〜159かつ／または90〜99	
Ⅱ度高血圧	160〜179かつ／または100〜109	
Ⅲ度高血圧	≧180かつ／または≧110	
（孤立性）収縮期高血圧	≧140かつ＜90	

分類	家庭血圧	
	収縮期血圧	拡張期血圧
正常血圧	＜115かつ＜75	
正常高値血圧	115〜124かつ＜75	
高値血圧	125〜134かつ／または75〜84	
Ⅰ度高血圧	135〜144かつ／または85〜89	
Ⅱ度高血圧	145〜159かつ／または90〜99	
Ⅲ度高血圧	≧160かつ／または≧100	
（孤立性）収縮期高血圧	≧135かつ＜85	

第4章　炎症と免疫、移植

問1　発熱
解説 炎症の4徴候はケルススにより提唱され、発赤、腫脹、疼痛、発熱がある。

問2　機能障害
解説 ガレノスは炎症の4徴候に機能障害を加えて炎症の5徴候と提唱した。

問3　白血球
解説 白血球には、顆粒球である好中球、好酸球、好塩基球と、無顆粒球である単球、リンパ球がある。単球は組織に入るとマクロファージとしてはたらく。

問4　滲出液
解説 滲出液により腫脹がみられる。一方、循環障害によってみられる腫脹は濾出液で、滲出液に比べタンパク質などの成分はみられない。

問5　好中球
解説 好中球は白血球の中で最も多い顆粒球である。炎症時に働く炎症細胞には、好中球、マクロファージ、リンパ球がある。特に急性炎症で最初に反応する炎症細胞は好中球であり、慢性炎症時はマクロファージやリンパ球が主に働く。

問6　炎症
解説 組織が損傷を受けると細胞・組織・血小板・血漿などからヒスタミン、セロトニン、ブラジキニンなどの種々の生理活性物質が放出される。この物質をケミカルメディエーターといい、炎症の徴候を引き起こす。また、これらの物質はオータコイドの一種で、そのほかにサイトカイン、ロイコトルエンなどがある。

問7　サイトカイン
解説 インターフェロンはウイルスや腫瘍細胞などの異物の侵入に対して免疫細胞によって産生されるタンパク質をいい、ウイルスの増殖の阻止や抑制、免疫系および炎症の調節を行うサイトカインの一種である。

問8　化膿
解説 化膿性炎は滲出物が主として好中球からなる炎症である。そのほか、滲出性炎には、アレルギー性鼻炎などの漿液性炎、ジフテリアなどの線維素性炎、インフルエンザ肺炎などの出血性炎、壊疽性虫垂炎などの壊疽性炎がある。

問9　増殖
解説 増殖性炎はとくに線維芽細胞が増殖する炎症

で、肺線維症にもみられる。増殖性炎は持続性の刺激により起こる、慢性炎症である。

問10　肉芽腫
解説 肉芽腫はマクロファージ、リンパ球、好酸球、形質細胞から構成され、しばしば大型化したマクロファージである類上皮細胞や多核細胞の出現を伴う。肺結核以外に梅毒の第3期でみられるゴム腫、ハンセン病、サルコイドーシスなどの疾患にみられる。

問11　自然免疫
解説 自然免疫は、生まれながらにして病原体から自身を守る免疫力であり、皮膚、消化器・呼吸器・泌尿器・生殖器などの粘膜、血液中の白血球（好中球・マクロファージ・NK細胞（ナチュラルキラー細胞））がある。また、インターフェロンや炎症なども挙げられる。獲得免疫は、生後、感染や予防接種などにより獲得された免疫をいう。

問12　免疫グロブリン
解説 B細胞から分化した形質細胞で作られた抗体は、免疫グロブリンというタンパク質で、長いポリペプチド鎖であるH鎖2本と、短いポリペプチド鎖であるL鎖2本からできていてY字形をしている。抗体にはIgA、IgG、IgM、IgD、IgEの5種類があり、表2のようになる。

問13　Bリンパ
解説 獲得免疫には、液性免疫と細胞性免疫がある。抗原抗体反応によって抗原を無毒化し排除する生体防御の仕組みを液性免疫または体液性免疫といい、Bリンパ球（B細胞）が主に行う。一方、細胞性免疫はTリンパ球（T細胞）が行う。

表2

抗体	主な働き
IgA	免疫グロブリンの10～20%を占め、唾液・涙液・腸液などに分泌され、病原体の侵入を防ぐ作用があり、母乳にも含まれている。
IgD	Bリンパ球の活性に必要な抗体である。
IgE	肥満細胞や好塩基球に結合し、ヒスタミンが放出されアレルギー反応を起こす。
IgG	免疫グロブリンの75%を占め、抗体は胎盤を通過し、胎児に受動免疫を与える。また、Rh血液型の抗体に関与している。新生児期から乳児期にかけての感染予防に大きな役割を果たしている（半減期は約3週間）。
IgM	赤血球の抗原に反応する抗体（血液型ABO）として働く。胎盤は通過しない。凝集能・補体結合（細菌膜を溶解し破壊する）が強い。

表3

アレルギー型	関与する因子	主な疾患
Ⅰ型（即時型）	IgE抗体、肥満細胞、好塩基球	アトピー性皮膚炎、気管支喘息、食物アレルギー、薬物アレルギー
Ⅱ型（アナフィラキシー型、または即時型）	IgG、IgM	血液不適合輸血、重症筋無力症、突発性血小板減少性紫斑病
Ⅲ型（免疫複合体型）	IgG、IgM	急性糸球体腎炎、膠原病
Ⅳ型（遅延型、またはT細胞依存型）	キラーTリンパ球	接触皮膚炎、ツベルクリン反応 移植による拒絶反応
Ⅴ型（刺激型）	IgG	バセドウ病

問14 能動

解説 ワクチンには弱毒化して病原性をなくした細菌・ウイルスを使う生ワクチン、死滅した細胞やウイルスを使う不活化ワクチンがある。生ワクチンにはBCG、麻疹、おたふく風邪などがある。不活化ワクチンにはインフルエンザウイルスワクチン、狂犬病ワクチン、百日咳ワクチンなどがある。

問15 受動

解説 受動免疫とは抗体を摂取する方法である。馬などに菌が産生する毒素を注射して抗体をつくらせ、それから抗体を含む血清をとり、ジフテリア・破傷風・ハブ咬傷などに用いる血清療法がある。

問16 （移植）拒絶反応

解説 この反応は細胞性免疫により起こる現象で、宿主対移植片反応である。一方、骨髄移植の場合は、移植片対宿主反応が起こる。移植する臓器を提供する側のヒトをドナー、移植を受ける側のヒトをレシピエントという。移植が成功するかしないかは、ヒト組織適合白血球抗原（HLA）が重要となる。HLAは6種類あり、臓器移植の場合は3種、骨髄移植の場合は6種すべて一致しないと拒絶反応が起きる。拒絶反応にはマクロファージ、樹状細胞、キラーT細胞が関与している。

問17 免疫不全症

解説 免疫不全症には、先天性と後天性がある。先天性免疫不全症に重症複合免疫不全症（T細胞とB細胞の両者が欠損している）、後天性免疫不全症にエイズ（AIDs）がある。エイズはヒト免疫不全ウイルス（HIV）により感染して起こる病気である。

問18 Ⅰ（アナフィラキシー型や即時型とも）

解説 アレルギーを分類すると表3になる。

問19 自己免疫疾患

解説 免疫系は一般に、自己の細胞や組織に対しては反応を起こさないようにできている。これを免疫寛容（トレランス）と呼ぶ。この免疫寛容のしくみに異常が起こり、自己を非自己と認識してしまうのが自己免疫疾患である。自己免疫疾患には、膠原病、橋本病（慢性甲状腺炎）、バセドウ病（甲状腺の機能亢進）、ギラン・バレー症候群（筋を動かす運動神経の障害）、1型糖尿病などがある。

問20 膠原

解説 代表する膠原病に、関節リウマチ（RA）、全身性エリテマトーデス（SLE）、進行性全身性硬化症（強皮症）、多発性筋炎・皮膚筋炎、結節性多発動脈炎、シェーングレン症候群、ウェグナー肉芽腫症などがある。

第5章 感染症

問1 感染

解答 感染により障害を引き起こした病態を感染症という。感染の発症には、宿主（ホスト）の抵抗性や免疫力が深く関わっている。

問2 流行

解説 インフルエンザウイルスや赤痢菌、コレラ菌などのように、感染力や病原性の程度（毒力）の強いウイルスや細菌は、ヒトからヒトへ感染し、しばしば一時的に多くの患者を発生させる。特定の期間や地域で患者が発生することを流行という。

問3 再興感染症

解説 WHOの定義によると、再興感染症は『かつて存在した感染症で公衆衛生上ほとんど問題とならないようになっていたが、近年再び増加してきたもの、あるいは将来的に再び問題となる可能性がある感染症』とされている。一方、エイズ（AIDs）のように1970年以降に新しく発見された感染症を新興感染症という。

問4 潜伏期

解説 潜伏期は病原微生物により異なり、一般細菌では数日、インフルエンザウイルスでは1〜2日、その他のウイルスは数日〜10日前後が多い。ヒト

免疫不全ウイルス（HIV）がAIDs（エイズ）を発症するまでの潜伏期間は数年以上におよぶ。

問5　不顕性感染
（解説）不顕性感染者は健康にみえるが、病原微生物を保有し、排出している。このような患者を保菌者（保因者、キャリア）といい、さらなる感染拡大に注意が必要である。

問6　日和見感染
（解説）日和見感染とは通常、無害なウイルスや細菌、または体内に常在している細菌などによって感染症を起こすことをいう。とくに小児や老人また慢性疾患や長期の薬物により免疫が低下しているヒトでかかりやすい。正常細菌叢を構成する細菌や環境中に存在する微生物が原因となることが多い。

問7　水平
（解説）水平感染には経口感染、経気道感染、接触感染、経胎盤感染などがある。

問8　接触
（解説）患者、動物、汚染されたタオルや食器などに直接的または間接的に接触して起こる感染を接触感染という。また、性感染症や人畜共通感染症、媒介動物による皮膚の刺傷や咬傷からの感染も接触感染に含まれる。

問9　飛沫
（解説）飛沫感染は経気道感染に含まれる。飛沫感染は咳やくしゃみ、会話などにより空気中に飛び散ったウイルスを含んだ飛沫により感染することをいう。飛び散る飛沫の範囲は、1回のくしゃみで約1～2mである。インフルエンザや新型コロナウイルスなどがある。経気道感染には空気感染も含まれる。飛沫が空気中で乾燥して微生物だけになったものを飛沫核といい、空気中に浮遊している飛沫核を吸引することによって感染することを空気感染（飛沫核感染）とよぶ。結核、麻疹、水痘などがある。

問10　人畜共通
（解説）人畜共通感染症は動物由来感染症ともいい、感染した動物（家畜や野生動物、ペットなど）が感染源となりヒトに感染させることをいう。2012年コウモリが感染源となったSARS（重症急性呼吸器症候群：中国広東省）やMARS（中東呼吸器症候群：アメリカ）、2019年に新型コロナウイルス感染症（中国武漢）などは人畜共通感染で空気感染や飛沫感染するが、いずれも特効薬がない。

問11　垂直（母子）
（解説）垂直感染は母子感染ともいう。垂直感染は病原微生物を持つ母親から胎児または新生児に感染することをいう。垂直感染には産道感染（胎児が産道を通過する際に母体血液中や子宮頸管、膣などに存在する病原微生物によって感染する）、経胎盤感染（病原体が子宮内で胎盤を経由して感染する）、母乳を介した母乳感染などがある。

問12　経皮
（解答）寄生虫など、皮膚に傷を残すことなく健常な皮膚を介して病原体が体内に入る感染を経皮感染といい、針刺や輸血による感染も含まれる。

問13　陽性
（解説）細菌類は染色法により紫に染まるグラム陽性菌と、紅色に染まるグラム陰性菌の2種類に大別できる。グラム陽性菌の代表としてブドウ球菌、β溶血性レンサ球菌、肺炎球菌、腸球菌などがある。グラム陰性菌の代表としてヘリコバクターピロリ菌、病原性大腸菌、マイコバクテリウム（結核菌、らい菌など）がある。

問14　核酸
（解説）ウイルスは細胞形態（細胞壁、細胞膜、細胞質、核など）を持たず、核酸とそれを包むタンパク質の殻（カプシッド）からなる病原微生物である。核酸は1種類で、RNAかDNAの一方しか持っていない。遺伝子としてRNAを持つRNAウイルスと、DNAを持つDNAウイルスとに分けられる。ウイルスは自己複製できず、細胞に寄生して増殖する。

問15　トレポネーマ
（解説）梅毒トレポネーマはグラム陰性菌である。梅毒は接触性交感染による後天性梅毒と胎内感染（垂直感染）による先天性梅毒に分けられる。後天性梅毒は感染後発症までを4期に分けられる。第1期では鼠径リンパ節の腫脹、第2期では梅毒疹、第3期ではゴム腫（肉芽腫）、第4期では進行性麻痺などがみられる。

問16　ヘリコバクターピロリ
（解説）ヘリコバクターピロリ菌は、らせん状のグラム陰性桿菌で俗に「ピロリ菌」として知られている。胃粘膜に感染し、胃炎や胃・十二指腸潰瘍などの原因となっている。胃の中は胃酸により強酸性となっているので、通常の細菌は容易に増殖できないが、ピロリ菌はウレアーゼと呼ばれる酵素を産生し、尿素を分解してアンモニアを発生させることで胃酸を中和している。

問17　原虫
（解説）原虫は1個の細胞からなる単細胞生物である。原虫が原因となる疾患にアメーバ赤痢（赤痢ア

メーバ症）、マラリア、トキソプラズマ症、トリコモナス症などがある。

問18　感染型
解説 食中毒は、有害物質によって汚染された食物を摂取することにより発症する感染症・中毒性疾病である。感染型の起炎菌は、サルモネラ菌、病原性大腸菌、腸炎ビブリオ、カンピロバクター菌（牛・ブタ・小鳥類の腸管にある菌）がある。毒素型の起炎菌は、ブドウ球菌、ボツリヌス菌がある。

問19　菌交代
解説 抗菌薬を長期連用していると、その薬物に耐性をもった細菌が異常に増殖する。メチシリン耐性黄色ブドウ球菌（MRSA）やバンコマイシン耐性腸球菌（VRE）などがある。

問20　院内感染
解説 院内感染症の代表的起炎菌として、メチシリン耐性黄色ブドウ球菌（MRSA）やバンコマイシン耐性腸球菌（VRE）が重要である。感染経路として、接触感染・飛沫感染・空気感染・血液感染・手術や処置による感染などがある。院内感染に対して病院外での感染を市中感染という。

■ 第6章　代謝障害

問1　糖質（炭水化物）
解説 三大栄養素はすべて細胞に必要なエネルギー源になる。それに対しエネルギー源にはならないが、身体の調節作用に必要な物質を副栄養素といい、無機塩類・ビタミンなどがある。

問2　アミノ酸
解説 タンパク質は身体を構成する物質で、体重60kgの場合、その比率はタンパク質は16.4％、糖質は1％未満、脂質は15.3％、水分は62.6％、無機塩類は5.7％である。また、アミノ酸20種類のうち、体内で合成できないアミノ酸が9種類あり、これを必須アミノ酸と呼んでいる。

問3　低タンパク血症
解説 低タンパク血症の多くは、血漿中に最も多いアルブミンが不足する低アルブミン血症として現れる。低タンパク血症が起こる原因には、肝機能障害、腎機能障害、栄養不足などが挙げられる。症状としてタンパク尿、浮腫などがある。

問4　高アンモニア血症
解説 尿素回路は肝臓で行われ、毒性のあるアンモニアを無毒の尿素に変換する回路である。尿素は血液を介し腎臓で排泄される。しかし、肝機能障害（肝硬変や肝がんなど）があると尿素回路がうまく働かず、アンモニアの処理ができず高アンモニア血症をきたす。このことにより脳を障害して肝性脳症を起こす。

問5　アルツハイマー病
解説 アルツハイマー病は、とくに側頭葉の内側にある海馬と呼ばれる領域で萎縮が目立つ。海馬は記憶を司る領域なので、この部位の障害により認知症を発症する。

問6　ブドウ糖（グルコース）
解説 血液中のブドウ糖は血糖を決めている。空腹時血糖値の基準値は80〜100mg/dlである。

問7　インスリン
解説 血糖値を低下させるホルモンは膵臓のランゲルハンス島B細胞から分泌されるインスリンのみである。インスリンは、血液中のブドウ糖（グルコース）を細胞内に取り込み、取り込んだブドウ糖を結合しグリコーゲンに合成する。また、インスリンは空腹時にも持続的に分泌されており（これを基礎分泌という）、食後に大量に分泌される（これを追加分泌という）。

問8　1
解説 1型糖尿病は自己抗体により膵臓のランゲルハンス島B細胞が破壊されてインスリンの分泌が絶対的に不足して発症する。糖尿病全体の約10％を占める。若年者（20歳以下）に多くみられ、体重は正常のことが多く、予後は不良である。

問9　2
解説 2型糖尿病は、糖尿病全体の約90％以上を占める。原因は不明であるが、肥満や家族性（遺伝性）などが考えられ、インスリンの分泌が相対的に減少する疾患である。中高年に多くみられる。

問10　神経障害
解説 糖尿病の三大合併症の1つである糖尿病神経障害（または神経症）は、感覚低下、痛覚低下、自律神経障害、麻痺、しびれの症状をきたす。糖尿病網膜症は、症状が進行すると血管新生、網膜剥離などが引き起こされる。糖尿病腎症は、症状が進行すると腎不全となる。

問11　ヘモグロビンA1c（HbA1c）
解説 ヘモグロビンA1c（HbA1c）は過去1〜2か月の血糖値のコントロール状態がわかる。空腹時の血糖値（基準値80〜100mg/dl）が126mg/dl以上、HbA1c（基準値4.3〜5.8）が6.5％以上ある場合は糖尿病が疑われる。その他に尿に糖を認

めた場合がある。

問12　糖原病
解説 糖原病は常染色体劣性遺伝で、グリコーゲン代謝経路の酵素などの異常により、グリコーゲンの合成と分解が障害される。肝臓、腎臓、心臓などにグリコーゲンが蓄積し、発育障害も起こる。

問13　動脈硬化
解説 動脈硬化でみられる脂質の多くは、コレステロールである。コレステロールを肝臓から末梢血管に運ぶのがLDLコレステロール、末梢血管から肝臓に運ぶのがHDLコレステロールである。ゆえに血中LDLコレステロール値が高いと動脈硬化を引き起こす原因となる。動脈硬化により脳梗塞や心筋梗塞といった疾患を招くことがある。

問14　脂肪肝
解説 脂肪肝は肝細胞に中性脂肪(トリグリセリド)が過剰に沈着した状態をいう。脂肪肝になると高脂血症(脂質異常症)を合併しやすく、成因は、糖尿病、肥満、アルコール過剰摂取、栄養不良状態などがある(大酒家の80%にみられる)。

問15　メタボリックシンドローム
解説 メタボリックシンドロームは、腹囲が男性85cm以上・女性90cm以上、血糖値110mg/dl(空腹時)以上、脂質が中性脂肪150mg/dl以上・HDLコレステロール40mg未満の値がみられた場合を判断基準としている。原因として、運動不足、偏った食生活、睡眠不足により生活の乱れ、ストレス、喫煙などの好ましくない生活習慣が積み重なることによって生じる。

問16　25
解説 肥満とは、体脂肪の過剰蓄積状態をいう。BMI(体格指数)＝体重(kg)／身長(m)^{2}を指標とし、日本肥満学会のBMIの基準は25以上を肥満1度、35以上を肥満3度(高度肥満)と定めている。世界保健機関(WHO)の基準は、数値が25～30未満を太り気味、30以上を肥満と定めている。肥満を成因により分類すると、単純肥満(基礎疾患はなく、環境因子、家族性、過食・運動不足など関与する)と症候性肥満(基礎疾患を有する場合)がある。

問17　痛風
解説 通風は高尿酸血症(血液中の尿酸が著しく増加した状態)の状態が長く続き、尿酸塩(尿酸とナトリウムが結合した結晶)が関節や皮下組織に沈着することにより生じる。関節の急激な痛みとして発症し、母趾(足の親指)の関節がおかされやすい。

尿酸塩の沈着により局所に痛風結節といわれる炎症巣を形成することがある。尿酸はプリン体(アデニン、グアニン)の代謝産物である。

問18　ビリルビン
解説 ビリルビンは寿命を迎えた赤血球が肝臓で破壊され、赤血球に含まれているヘモグロビンから酵素反応によりできたものである。黄疸は血中ビリルビンの増加のため、皮膚・粘膜その他の組織が黄染する病態をいう。黄疸は肝機能障害などにより発生する。

問19　カルシウム
解説 カルシウム代謝異常により、血液中のカルシウム濃度が異常に高くなりカルシウムの結晶が尿路に溜まった状態が尿路結石である。尿路結石症は腎臓・尿管・膀胱・尿道にできる結石をいう。その成分はリン酸・シュウ酸・尿酸カルシウム塩である。

問20　貧血
解説 鉄欠乏によりヘモグロビン(ヘム(色素)＋鉄＋グロビン(タンパク質)からなる)が構成されないので酸素運搬ができず貧血(鉄欠乏性貧血)となる。鉄は体内において重要な働きをしている。鉄を構成成分とする赤血球のヘモグロビンや筋肉のミオグロビンは酸素の体内輸送、保持に関与する。鉄の大部分はヘム鉄(70%)と貯蔵鉄(フェリチン)(30%)として存在する。

■ 第7章　老化と死

問1　老化
解説 老化には「老化プログラム説」と「エラー蓄積説」がある。「老化プログラム説」は生命の設計図である遺伝子(DNA)に、老化のプログラムがあらかじめ組み込まれており、プログラムにしたがって老化が進行するという説である。「エラー蓄積説」は放射線や紫外線、化学物質、活性酸素などによってDNAの遺伝情報が傷つけられ、体を構成しているタンパク質の構造にエラーが蓄積されて、老化を招くという考え方である。老化は両方の仮説により起こるとされている。

問2　老衰
解説 老衰をもたらす要因に、ホルモン(とくに性ホルモン)の分泌減少、血管壁の老人性硬化、全身の結合組織の変化、脳細胞の萎縮・脱髄(神経細胞の髄鞘が変性脱落する現象)、脳機能低下、免疫機能や適応機能の低下などが考えられ、老化との関連が指摘されているが、これらの老人性変化(老化)と老衰との因果関係は、まだ確定されていない。

問3　テロメア

解説 DNAの末端部はDNA分子を安定させるために短い塩基配列が多数くり返して存在する。この部分をテロメアと呼ぶ。細胞分裂が行われるたびにテロメアは短くなる。このテロメアが短くなりすぎるとDNAは複製できなくなり、細胞分裂も停止する。つまり、細胞の寿命を決定しているとされる。

問4　水分

解説 高齢者では、筋肉量の低下に伴い体内の総水分量が低下しているため、わずかな水分摂取不足でも脱水になりやすい。

問5　大腿

解説 大腿骨の頸部の骨折（大腿骨頸部骨折）は、転倒によって起こる。脚の付け根が痛く立てなくなり、寝たきりの原因となる。そのほかに尻もちをつくことによる脊椎圧迫骨折、転倒で手をついたときに起きる前腕骨遠位端骨折、転んで肩を直接打ったり、肘や手をついたときに起こる上腕骨頸部骨折などがある。

問6　骨粗鬆症

解説 骨粗鬆症とは、骨量（骨密度）の低下や骨質の悪化により、骨がもろくなり骨折しやすい状態にあることをいう。骨吸収（骨を壊す）が骨形成（骨をつくる）より促進するために生じる。骨の維持にはエストロゲン（女性ホルモン）が重要なはたらきを担っており、閉経後の女性ではエストロゲンの分泌低下のため骨粗鬆症が生じやすい。また、運動不足、カルシウムの摂取不足なども原因となる。

問7　認知

解説 認知症の代表的なものに変性性認知症（アルツハイマー型・レビー型・前頭側頭型）と脳血管性認知症がある。変性性認知症はいずれも脳萎縮がみられ、とくにアルツハイマー型は記憶の中枢である海馬の萎縮が強く出現する。脳血管性認知症は脳梗塞や脳出血による。

問8　パーキンソン病

解答 パーキンソン病は中脳の黒質で生成されるドパミンの欠乏により発症する神経変性疾患である。安静時のふるえ、動作緩慢、筋拘縮、姿勢反射障害を主症状とする疾患である。発症年齢は50〜60歳代で日本では男性より女性の方が多くみられる。

問9　免疫

解説 免疫を担当する免疫細胞には、樹状細胞や好中球、マクロファージ、リンパ球などがある。骨髄や胸腺でつくられた免疫細胞は、脾臓やリンパ節で成熟する。リンパ球であるT細胞とB細胞は脾臓やリンパ節ではじめて出会い、獲得免疫を発揮する。しかし、加齢により免疫細胞の減少、脾臓やリンパ節の機能低下により免疫機能が衰え感染しやすくなる。

問10　大きい

解説 高齢者は加齢とともに動脈硬化が進行していることが多く、最大血圧が高くなるが最小血圧はそれほど変化しないのでその差（脈圧）が大きくなる。

問11　誤嚥性

解説 誤嚥性肺炎は70歳以上では70%、90歳以上では95%以上でみられる。嚥下機能低下により口腔内の細菌や唾液が食物と一緒に誤嚥され、気管支や肺に入ることで生じる肺炎である。

問12　加齢黄斑変性

解説 加齢黄斑変性症は、網膜の色素上皮が萎縮し、異常な血管が増殖したり、浸出液が貯留するなどして、黄斑部の変性をきたす疾患である。ものがゆがんで見えるなど視機能の低下をきたす。また、この疾患は、糖尿病網膜症、緑内障とともに、失明を引き起こすこともある。

問13　老人性白内障

解説 白内障は水晶体が不可逆的に混濁した状態で、視力低下や霧視（霧状にみえる）を生じる。そのうち加齢により生じるものを老人性白内障といい、80歳以上のヒトで多く罹患する。水晶体は主に水分（約60%）とクリスタリンタンパク質（約30%）から構成され、加齢によりタンパク変性が起きることによって白内障が生じる。

問14　感音性

解説 高齢者に起こる老人性難聴は、内耳・聴神経・脳の中枢などの感音系の障害で発生する感音性難聴であり、とくに高音部が聴き取りにくくなる。

問15　味蕾

解説 味蕾は味細胞からなる味覚の受容体をいい、高齢になると味蕾の減少に伴い味覚も低下する。その他の原因に、唾液の減少・口腔内の乾燥、薬の副作用、栄養不足による亜鉛の不足がある。亜鉛は味細胞に多く含まれており、味細胞が分裂・増殖するために必要な物質である。また、高齢者は味覚（塩味・甘味・酸味・苦味・うま味）のうち、塩味や甘味に対する味覚が低下しやすい。

問16　心拍動停止

解説 三徴候が一定時間持続した場合、つまり心臓・肺・脳の機能がすべて停止した状態を死と定義

している。

問17　4

（解説）国内の脳死判定基準は、「①深い昏睡（こんすい）、②瞳孔の固定・散大（４mm以上）、③自発呼吸の消失（人工呼吸器を外す無呼吸テストを行って判定する）、④瞳孔の対光反射などを含む脳幹反射の消失、⑤平坦脳波が30分以上続くこと、⑥①〜⑤の条件が満たされてから６時間以上経過しても変化がない。」である。

問18　脳幹

（解説）植物状態（遷延性意識障害（せんえん））は脳幹や小脳の機能が残るので、自発呼吸や心臓の拍動はみられるが、大脳の機能である運動や知覚、知能の活動は停止している。

問19　顎

（解説）死後硬直は２〜３時間経つと顎（がく）関節と頸部の筋肉から硬直が始まり、上肢から下肢に進行して、遅くても12時間で全身にいたる。その後、筋肉の弛緩（しかん）、緩解（かんかい）し、解硬（かいこう）するが、夏は36時間、春秋は60時間、冬は３〜７日といわれる。硬直の原因物質は乳酸、硬直後の弛緩はタンパク質変性によるものである。

問20　緩和

（解説）緩和（かんわ）医療とは疾患の治療のみを目指すのではなく、患者の苦痛を緩和し、生活の質（QOL）の向上を目指した医療をいう。緩和医療に基づくケアを緩和ケアという。患者中心の医療・看護を行うことを基本とする考え方によって行われる。

■ 第８章　先天異常と遺伝子異常

問1　塩基

（解説）遺伝情報はDNA上の塩基A（アデニン）、G（グアニン）、C（シトシン）、T（チミン）配列にあり、一連の塩基配列を遺伝子という。DNAの構造は「糖質（デオキシリボース）＋塩基（A・G・C・T）＋リン酸」のヌクレオチドである。AとT、GとCが対となって結合し、相補的な配列を持った２本の鎖からなる二重らせん構造になっている。

問2　ゲノム

（解説）ヒトの染色体は46本あるが、大きさと形がまったく同じ染色体（相同染色体）が２本ずつ存在する。この相同染色体に片方ずつ、すなわち23本の染色体１セット分のDNAの塩基配列がゲノムである。ヒトの体細胞には約64億塩基対のDNAがあるが、これは２セット分に相当するので、ヒトのゲノムサイズは約32億塩基対となる。

問3　翻訳

（解説）DNAの遺伝情報はまずmRNAに転写される。そしてmRNAの３つのコドン（例えばAGCとか）に相当するアミノ酸をtRNA（運搬RNA）が運びリボゾーム上に配列させることを遺伝情報の翻訳（ほんやく）という。DNAの塩基はRNAの塩基に転写される（A-U、G-C、C-G、T-A）。

問4　減数

（解説）精子の母細胞46本（XまたはY）は減数分裂により４つの娘細胞23本（Xのみ23本、Yのみ23本）となる。一方、卵子の母細胞46本（XX）は減数分裂により１つの娘細胞23本（XX）となるが、それは分裂の途中で３個が極体（退化・消失）となるためである。

問5　染色体異常

（解説）染色体の構造（形態）や数に異常がみられるのが染色体異常である。遺伝子異常はDNAの塩基配列に異常を認める場合である。先天異常の原因は不明であるが、ある種の遺伝的要因と環境要因が関与している。環境要因には放射線への曝露（ばくろ）、特定の薬物、アルコール、栄養不良、母体の特定の感染症などがある。

問6　胎芽

（解説）妊娠３〜８週までを胎芽期（たいが）という。この時期は発育・退化・融合・分割といったプログラムされた過程を経る。その過程で物理的要因、化学的要因、生物学的要因などにより奇形を生じる。奇形には発育抑制（心室中隔欠損など）、過剰形成（多指症など）、融合不全（口唇裂など）、臓器の位置異常（右胸心など）などがある。

問7　優性（顕性）遺伝

（解説）遺伝子異常が片方だけでも、その異常遺伝子の発現がおこる。これを優性（顕性）遺伝といい、常染色体に発症する場合を常染色体優性遺伝病という。ハンチントン病は舞踏病とも呼ばれ、行動異常や認知障害などを示す。

問8　劣性（潜性）遺伝

（解説）遺伝子異常が両方の親から１本ずつ伝えられ、子に２本の遺伝子がそろって発現する。これを劣性（潜性）遺伝といい、常染色体に発症する場合を常染色体劣性遺伝病という。フェニルケトン尿症は、フェニルアラニンというアミノ酸の一種をチロシンに変換する酵素の遺伝的欠損による常染色体劣性遺伝病である。フェニルアラニンがチロシンに変換されず体内に過剰に蓄積することで、脳の発達障害やけいれんなどが起こる。

問9　X連鎖遺伝（伴性遺伝）

解説 X連鎖遺伝の場合は、ほとんどが劣性遺伝を示す。２本あるべきX染色体が１本しかない性染色体異常をターナー症候群という。外見は女性であり、性腺発育不全、低身長、外反肘（骨格の異常）、翼状頸（頸部の軟部組織の異常）などの異常を伴う。発生頻度は2,500人に１人程度である。

問10　X

解説 血友病はX連鎖劣性遺伝（伴性劣性遺伝）である。血友病には、第Ⅷ因子の欠乏（血友病A）や第Ⅸ因子の欠乏（血友病B）が代表的なものがある。

問11　21

解説 相同染色体の数が１本多く、３本ある場合をトリソミーという。21番染色体が３本存在する21トリソミーはダウン症候群とよばれている。独特な顔貌や巨舌症、精神発達遅滞など、さまざまな特徴を示す。先天性心疾患や白内障の合併率も高い。卵子の形成異常で母親が高齢になるほど発生する頻度が高く、45歳以上では100人に１人程度の割合で認める。

問12　13

解説 パトー症候群は口唇裂、口蓋裂、頭皮部分欠損、多指、心血管系奇形、精神発達遅滞などといった特徴をもつ。出生頻度は5,000〜10,000に１人である。

問13　18

解説 エドワーズ症候群は、低身長、性発達遅滞、重度の小頭症、心奇形、後頭部突出などといった特徴をもつ。発生頻度は5,000人に１人程度の割合である。

問14　クラインフェルター

解説 XXまたはXYであるべき性染色体に、X染色体が過剰に加わった異常をクラインフェルター症候群という。典型例はXXYであるが、XXXYなどの型もある。外見は男性であり、高身長や性腺発育不全などの異常を伴う。発生頻度は1,000〜2,000人に１人程度である。

問15　5

解説 猫なき症候群は５P（５番染色体）欠失症候群（５Pモノソミー）とも呼ばれている。小頭症、精神発達遅滞、筋緊張低下を主徴とする。発生頻度は15,000〜50,000出生に１人程度である。

問16　出生前診断

解説 絨毛検査（妊娠11〜14週）、羊水検査（15〜16週以降）、母体血清マーカー（15〜18週）、新型出生前診断（9〜10週以降）、コンバインド検査（11〜13週）、超音波検査（11〜13週）などがある。羊水検査と絨毛検査は染色体疾患全般、その他はダウン症候群、エドワーズ症候群、開放性神経管欠損症（無頭症など）などについて調べる。

問17　3

解説 母体血清マーカー検査（クアトロテスト）とは、妊婦の４つの血液成分（AFP・非胞合型E３・hCG・インヒビンA）を測定し、３つの疾患：ダウン症候群、エドワーズ症候群、開放性神経管欠損症（無頭症など）に罹患している確率を算定する採血によるスクリーニングで妊娠15週〜18週ごろに行う。

問18　5

解説 新生児マススクリーニングは代謝異常や内分泌異常などの発見のために主に行われ、この検査は生後５日目ごろに足底部から血液を採取し特定の検査紙で調べる。代謝異常はフェニルケトン尿症、メープルシロップ尿症、ホモシスチン尿症、ガラクトース血症、内分泌異常はクレチン症（甲状腺機能低下症）、先天性副腎過形成症などがある。近年、タンデムマススクリーニングが導入され、上記の代謝異常（6種）に13種類が追加された。

問19　遺伝子

解説 遺伝子診断は、疾患に特異的なDNAの塩基配列の異常を検出することにより診断することをいう。X連鎖遺伝病や優性・劣性遺伝病などを調べる。１つの個体をつくる細胞のDNAはみな同じなので、身体のどの組織を調べても解析が可能である。

問20　22

解説 人工妊娠中絶手術は、母体保護法が適応される場合で、今回の妊娠を中断しなければならないときに行う手術である。人工妊娠中絶手術が受けられるのは、妊娠22週未満（21週6日）までであるが、妊娠初期（12週未満）と、それ以降（22週）とでは手術方法が異なる。妊娠22週目を越えた場合は、人工妊娠中絶手術はできない。

▌第9章　腫　瘍

問1　年齢

解説 内因に対し、外因として、物理的因子（放射線など）、化学的因子（発がん性物質など）、生物学的因子（ウイルスなど）、生活環境（アルコールの過剰摂取や肥満など）がある。表は年齢（内因）により好発する主ながんである。（**表4**）

表4

年齢期	好発するがんの種類
小児期	白血病、神経芽腫、ウィルムス腫瘍、脳腫瘍、骨肉腫
中年期	乳がん、子宮頸がん、前立腺がん、胃がんなど
老年期	肺がん、食道がん、子宮体がん、前立腺がんなど

問2　膨張性　（圧排性）

解説 良性腫瘍の浸潤形式は膨張性（または圧排性ともいう）を示し、周囲の正常細胞との境が明瞭である。それに対し悪性腫瘍は主に浸潤性を示し、周囲との境は不明瞭である（**表5**）。

表5　良性腫瘍と悪性腫瘍の比較

相違点	良性腫瘍	悪性腫瘍
細胞異型	軽度	高度
構造異型	軽度、成熟型	高度、未熟型
分化度	高い	低い
発育速度	遅い	早い
細胞分裂	少ない	多い
浸潤形式	膨張性（圧排性）	浸潤性
被膜の有無	あり	なし
脈管への侵入	少ない	多い
転移	少ない	多い
再発頻度	低い	高い
全身への影響	小さい	大きい

問3　異型

解説 腫瘍細胞が母細胞（正常細胞）と本質的に異なっている性質を「異型」といい、その程度を「異型度」という。母細胞と本質が変わらない場合は異型度が低く、変わる場合は異型度が高いという。良性腫瘍は異型度が低く、悪性腫瘍は高い。

問4　低

解説 一個の受精卵から発生した細胞は、分裂・増殖を繰り返し皮膚や粘膜、神経などへと組織固有の形態・機能をもった成熟した細胞へと変化していく。これを細胞分化という。しかし、がん細胞では細胞増殖が活発に速く行われるため、細胞が十分に成熟することができず（細胞の幼若化という）未熟な細胞（低分化細胞や未分化細胞）がみられるようになる。一般に、高分化（分化度が高い）ほど細胞の成熟度が高く、比較的悪性度が低いといえる。反対に、低分化ほど悪性度が高いといえる。良性腫瘍では高分化で、悪性度は低い。

問5　肉腫

解説 非上皮細胞から発生した悪性腫瘍を肉腫またはサルコーマという。一方、上皮細胞から発生した悪性腫瘍をがん腫（単にがんまたはカルチノーマ）という。

問6　膠原線維

解説 硬性がんはスキルスとも呼ばれる腺がんの一種である。硬性がんは、がん細胞の集団と、間質にある豊富な膠原線維から構成されているためとくに硬い。胃がん、乳がん、大腸がんなどでみられる。

問7　ポリープ

解説 皮膚や粘膜表面にある腫瘍細胞がかたまり（結節＝腫瘤）をつくりながら増殖する場合、その多くは突出したふくらみ（隆起病変）として現れる。これをポリープという。茎を形成しながら発育し、あたかもマツタケのような形態になったものを有茎性ポリープという。また多数のポリープが密集して発生した病態をポリポーシスといい、大腸などでみられ、良性腫瘍である。

問8　扁平上皮

解説 扁平上皮がんには皮膚がん、口腔がん、食道がん、肺がん、子宮頸部がんなどがある。

問9　腺

解説 腺がんには胃がん、大腸がん、膵臓がん、子宮体がん、前立腺がんなどがある。

問10　移行上皮

解説 移行上皮がんは尿路がんともいい、膀胱がんや尿管がんなどがある。

問11　血行性転移

解説 血行性転移する先の臓器として、頻度が高いものに肺と肝臓がある。胃がん・結腸がん・膵がんなどは肝臓に、直腸がんは肺にそれぞれ転移巣を形成する。

問12　センチネル

解説 センチネルリンパ節は見張りリンパ節とも呼ばれる。このリンパ節への転移の有無を病理学的に見分ける方法をセンチネルリンパ節生検といい、乳がんの手術などに活用されている。

問13　ウィルヒョウ

解説 ウィルヒョウ転移は消化器がんなどが左鎖骨上窩リンパ節へ転移することであり、胃がんが代表である。左鎖骨下上窩リンパ節は、リンパ液が鎖骨下静脈に合流する静脈角の近くのリンパ節であり、そこに転移があることは、がんがかなり進行していることを示す。

問14　シュニッツラー

解説 ダグラス窩（女性の直腸と子宮との間）や直腸膀胱窩（男子の直腸と膀胱の間）には、腹腔内に播種されたがん細胞が集まりやすく、転移巣をつくりやすい。このような転移をシュニッツラー転移という。

問15　卵巣

解説 クルーケンベルグ腫瘍とは、がん、とくに胃がんが両側の卵巣へ転移してがんを形成する転移性のがんである（転移性卵巣がんともいう）。転移の経路として、播種性や血行性などが考えられているが、リンパ行性転移とする研究者もいるので明確ではない。

問16　がん遺伝子

解説 がん遺伝子をオンコジンともいい、ニワトリと相同なv-Src（ウイルス-肉腫）遺伝子がヒトにもあることが判明されている。がん遺伝子に対して、がん遺伝子に変化する前の正常型の遺伝子をがん原遺伝子といい、正常細胞の増殖や分化を調整している。しかし、放射線や化学発がん物質などにより、この遺伝子に突然変異が生じるとがん遺伝子となりがんを引き起こすことになる。

問17　がん抑制遺伝子

解説 ヒトの正常細胞にはp53タンパク質やRBタンパク質など、がん化を抑制するがん抑制遺伝子が存在する。これらの遺伝子に欠損や変異が起こると、がんが発症するリスクが高まる。主な抑制遺伝子にRB（乳がんなど）、p53（子宮がんなど）、WT1（ウィルムス腫瘍）、APC・DOC（大腸がん）、BRCA1,2（乳がん、卵巣がん）がある。

問18　TNM

解説 TNMのT（腫瘍tumorの頭文字）は原発部の腫瘍の大きさ・浸潤の深さの程度、N（リンパ節nodeの頭文字）はリンパ節転移の程度、M（転移metastasisの頭文字）は遠隔臓器への転移の有無を示している。また、TNMにおける病期（ステージ）分類は臓器ごとに決めていて、病期Ⅰから病期Ⅳまでの4段階に分類されている。病期（ステージ）Ⅰは腫瘍の浸潤が限局しており、転移はなく、予後は良い。一方、病期（ステージ）Ⅳは遠隔転移をみとめ、予後が悪い。

問19　粘膜下層

解説 胃・大腸では腫瘍細胞の浸潤が粘膜内で止まっている状態を初期がん、粘膜下層で止まっている状態を早期がん、筋肉層以降を進行がんという。

問20　腫瘍マーカー

解説 腫瘍マーカーとは、健康なヒトでは検出されないが、腫瘍を有するヒトにおいては血中濃度が上昇する物質のことで、免疫グロブリン、がん胎児性抗原、ホルモン、酵素、がん関連抗原などがマーカーになりうる。

PART 2　得点力アップ！　4択問題編

■ 第1章　病理学の概念

問1　4

解説 病理診断とは患者から取り出した臓器・組織を肉眼的あるいは顕微鏡を用いて観察し、組織・細胞の変化をもとに診断することをいう。それには組織診断と細胞診断がある。細胞診断は、唾液、胸腔や腹腔に貯留した体液、膣分泌物などに含まれる細胞、細菌、がん細胞などを顕微鏡下で診断する方法で、特にがんの診断に有効である。患者の症状や検査結果、X線所見などを総合して、臨床医は日常的に病気の病名を決める（臨床診断）が、病理医が行う病理診断は、最終診断（確定診断）と位置づけられている。病死した患者の死因などを検査する方法を病理解剖（剖検）という。バイオプシーは生検とも呼ばれ、患者の組織の一部を採取して検査する方法である。これらは組織診断の1つである。

問2　3

解説 剥離・擦過細胞診断は病変部から自然に剥がれた細胞や、綿棒やブラシなどでこすり取った細胞を調べる方法で、子宮、膣、気道、尿、体液などを調べる。穿刺吸引細胞診断は病変に針を刺し、吸引して採取した細胞を調べる方法で、乳腺、甲状腺、深部臓器などを調べる。コンパニオン診断は分子レベルで行う。術中迅速診断は手術中に行われるが、その目的は腫瘍の良性・悪性の診断、リンパ節転移の有無、臓器の切除範囲や術式の変更などを決定する。診断は約15～20分で決定される。

問3　2

解説 病因には内因と外因がある。内因には素因（一般的素因と個人的素因）、遺伝子・染色体の異常、内分泌障害、免疫機能の異常がある。外因には栄養障害、物理的要因、化学的要因、生物学的要因、生活習慣病などがある。

1．体内に侵入し病気を引き起こすウイルスは外因

（生物学的要因）である。
2．圧迫による皮膚炎は外因（物理的要因）である。
3．食物アレルギーは内因（個人的素因：体質）である。
4．ストレスは内因と外因がある。

問4　2
1．細菌は体内の外部から侵入し病気を引き起こす生物学的要因（外因の1つ）である。
2．紫外線は皮膚炎などを起こす物理的要因（外因の1つ）である。
3．一酸化炭素は呼吸障害を引き起こす化学的要因（外因の1つ）である。
4．メチルアルコールは視覚障害などを引き起こす化学的要因（外因の1つ）である。

問5　4
1．食事　――　栄養障害（外因：環境要因）
2．職業　――　物理的因子（外因：環境要因）
3．細胞免疫　――　免疫障害（内因：宿主要因）
4．媒介動物　――　環境要因（外因）

問6　3
解説 個人的素因は一般的に体質といわれるもので、個人の先天的または後天的な身体的・精神的・機能的な性質を合わせたものである。それに対し、一般的素因は、年齢・性・人種など、ある集団に共通してみられる素因である。
1．白血病は小児に多くみられる、一般的素因である。
2．動脈硬化症は男性に多くみられる一般的素因である。
3．花粉症は花粉に対し過敏に反応する個人的素因である。
4．貧血は女性に多くみられる一般的素因である。

問7　2
1．新生児は免疫機能が不十分のため感染症に罹りやすい。
2．高齢者は体液量が減少するため浮腫よりも脱水になりやすい。
3．鉄欠乏によりヘモグロビンの生成が不足するため貧血を起こす。
4．亜鉛欠乏により味細胞が減少するため味覚障害を起こす。

問8　2
1．ビタミンA不足によりロドプシンが生成されず夜盲症を引き起こす。
2．ビタミンB₂不足は口角炎や口唇炎を引き起こす。脚気はビタミンB₁不足による。

3．ビタミンC不足は血管構成物質であるコラーゲン不足により壊血病を引き起こす。
4．ビタミンD不足はカルシウム欠乏を引き起こし小児期では骨の障害であるくる病がみられる。

問9　4
1．クレチン症は小児期に甲状腺から分泌されるサイロキシンの低下により生じる。
2．粘液水腫は成人期に甲状腺から分泌されるサイロキシンの低下により生じる。
3．アジソン病は副腎皮質から分泌されるホルモンの低下により生じる。
4．低カルシウム血症は上皮小体(副甲状腺)から分泌されるパラソルモンの過剰に引き起こされる。

問10　2
解説 公害病は産業活動によって排出される有害物質によって引き起こされる病気である。そのうち、四大公害病に水俣病、第二水俣病、イタイイタイ病、四日市喘息がある。カネミ油症も公害病の1つである。
1．水俣病は熊本県で発症した疾患で原因はメチル水銀である。
2．イタイイタイ病は富山県で発症した疾患で原因はカドミウムである。
3．四日市喘息は三重県で発症した疾患で原因は亜硫酸ガスである。
4．カネミ油症は北九州で発症した疾患で原因はカネミ油食用油である。

問11　3
解説 シックハウス症候群は、在宅の内装に用いられているホルムアルデヒドなどの揮発性有機溶剤により、アレルギー反応などの体調不良を引き起こす病気である。近年広義の公害病として注目を集めている。アスベスト(石綿)は、胸膜・腹膜中皮腫や肺がんの原因、タールは肺がんや皮膚がんの原因となる。そしてダイオキシン類は、炭素・酸素・水素・塩素を含む物質が、焼却などで熱せられる時に発生する。発がん性など高い毒性がある物質で、環境汚染による健康障害や生態系への影響が指摘されている。

問12　1
解説 医原病とは診断に必要な検査や治療上必要な薬剤投与などの医療行為が、新たな病気を引き起こすことをいう。
1．抗生物質は院内感染症などを引き起こす。
2．X線検査は放射線により白血球減少症などを引き起こす。
3．内視鏡検査で用いるファイバースコープ（カメラ）により出血を起こすことがある。

4．血管造影剤はアナフィラキシーショックを起こすことがある。

問13　4

（解説）生活習慣病の概念は、病気の発症や予後に関する要因として、遺伝要因、病原体や有害物質などの外因、食習慣・運動・喫煙・飲酒などの生活習慣要因の３つがあり、生活習慣を改善することにより、病気の罹患や進行を予防できる疾患とされている。主な生活習慣病に高血圧・糖尿病・高脂血症（脂質異常症）・肥満症がある。心筋梗塞や脳出血、認知症は、生活習慣病の二次的な疾患である。

問14　2

（解説）疾病（病気）の多くは外因・内因が合わさって引き起こされており、それぞれの病気には特徴的な細胞・組織の変化があらわれることが多い。病気は、その特徴と発症機序により循環障害、炎症、代謝障害、先天異常・遺伝子異常、腫瘍に分類される。
1．循環障害では、血液循環障害により心筋梗塞、脳梗塞などがみられる。
2．炎症には、病原体や外来物質からの生体防御、免疫反応により引き起こされるアレルギーや膠原病などの自己免疫疾患がある。
3．代謝異常に黄疸（ビリルビン代謝障害）や痛風（核酸代謝障害）などがある。
4．先天性異常にダウン症候群、血友病、心臓奇形などがある。
5．腫瘍には良性腫瘍（ポリープなど）や悪性腫瘍（がん）がある。

■ 第2章　細胞・組織の障害と修復

問1　2

1．ゴルジ装置は細胞内でつくり出された物質の貯蔵や移送にはたらく。
2．ミトコンドリアは酸素の貯蔵やエネルギー産生を行う。
3．リソソームは加水分解酵素をもち、細胞内に取り込んだ物質の消化や、細胞内で発生した不要物質を分解する。
4．リボソームはDNAの遺伝情報をもとにアミノ酸からタンパク質を合成する。

問2　3

（解説）組織は細胞の集合体で、上皮組織、結合組織、筋組織、神経組織からなる。上皮組織は皮膚や消化管粘膜にみられ、組織的に単層円柱上皮・重層扁平上皮・多列線毛上皮・移行上皮・腺上皮などがある。結合組織は膠原線維（コラーゲン）などの線維成分が多くみられる。体を支えたり、栄養を補給したり

する組織で、骨組織・軟骨組織・結合組織・血液とリンパなどがある。筋組織には平滑筋（へいかつ）と横紋筋（おうもん）がある。横紋を持つ横紋筋には骨格筋と心筋があり、平滑筋にはない。神経組織には神経細胞（ニューロン）と神経膠細胞（こう）（グリア細胞）があり、神経細胞は刺激を受容し、興奮を伝導・伝達する。神経膠細胞は神経細胞のように興奮はしないが、中枢神経（脳・脊髄）の支持・栄養・代謝・食作用などの役割を果たす。

問3　1

1．酸素の欠乏や過剰は細胞損傷の原因となる。
2．ウイルスなどの病原微生物により細胞のDNAなどに損傷を起こすことがある。
3．活性酸素は細胞DNAの損傷を起こすことがある。
4．抗体の異常により細胞を損傷することがある。

問4　3

（解説）過剰な酸素により酸化が起きるが、ビタミンCやビタミンEの抗酸化作用により抑えられる。ビタミンB_1は糖代謝に関与し、ビタミンDはカルシウム代謝に関与している。そしてビタミンKは血液凝固作用に関与しており、いずれも抗酸化作用はない。

問5　2

1．廃用性萎縮（はいよう）は無為萎縮（むい）とも呼ばれ、長期寝たきり状態のヒトにみられる萎縮である。
2．スポーツによる筋肥大は、筋細胞の容積が増えて起こる。
3．排卵時に卵巣から分泌されるエストロゲンにより、子宮粘膜をなす細胞が増殖し受精卵が着床しやすいように、細胞数が増し肥厚する過形成が起きる。
4．低形成は臓器や組織が何らかの原因で正常な大きさまで発育せずに成長が停止した状態をいい、形成不全と呼ばれる先天性である。通常の萎縮とは区別される。

問6　3

（解説）化生とは特定の機能をもつ細胞・組織が別の機能をもつ細胞・組織へと変化することをいう。喫煙などにより気管支を構成する単層円柱上皮から重層扁平上皮にかわる。
1．単層円柱上皮は気管支を本来構成する組織である。
2．単層扁平上皮は肺胞・腹膜・血管にみられる組織である。
3．重層扁平上皮は皮膚や消化管（口〜食道）の粘膜を構成する。気管支では、喫煙により単層円柱上皮組織から変わった組織になる。
4．腺上皮は外分泌腺や内分泌腺を構成する組織である。

問7　1

解説 壊死はネクローシスといい、細胞が高度な損傷を受けた際にみられる通常の細胞死の形態で、炎症反応を引き起こす。

1. 虚血性の壊死のほとんどが凝固壊死で心筋梗塞などにみられる。
2. 融解壊死は液状壊死とも呼ばれ、脳軟化症にみられる。
3. 脂肪壊死は急性膵炎にみられる。
4. 乾酪壊死は肺結核にみられる。

問8　4

解説 アポトーシスは自らの死をいい、胎児における手の水かきの消失、ウイルスに感染した細胞の除去、がん化した細胞の死、卵細胞の減数分裂時の極体などがある。炎症反応はみられない。

1. 偶発的に発現するのではなく、プログラムされた死である。
2. 壊死は受動的な死（外因による死）である。
3. アポトーシスを起こした細胞はマクロファージにより貪食されるので、炎症反応は起きない。
4. アポトーシスとは遺伝子にプログラムされている細胞死である。

問9　1

解説 変性とは正常ではみられない物質が細胞・組織に沈着することをといい、変性した細胞では代謝機能が損なわれたり、エネルギー産生が低下したりする。変性は原因が除かれると元に戻る可逆的な変化である。

1. 黄疸は血中ビリルビン（胆汁色素）濃度が高くなると発生する。
2. 脂質変性は中性脂肪やコレステロールの代謝異常により脂肪肝などがみられる。
3. 糖質変性は糖代謝異常により、糖尿病や糖原病などがみられる。
4. タンパク質変性は代謝異常によりプリオン病やアルツハイマー病などがみられる。

問10　1

解説 再生とは失われた組織が残った細胞や組織の増殖によりもとの状態に復元することをいう。

1. 神経細胞は、ほとんど再生能力がない。
2. 造血細胞は骨髄にあり、再生能力は強い。
3. 肝細胞の再生能力は他の臓器に比べると強い。
4. 表皮細胞は非常に再生能力が強い。

問11　2

解説 一次治癒は、組織の破壊が少なく感染なども生じず、速やかに組織が修復して治癒する場合をいい、肉芽組織が少なく、瘢痕化はない。二次治癒は、組織が大きく損傷した場合や、感染などによって壊死が大量に生じた場合の治癒の仕方をいい、肉芽組織が多く、瘢痕化（傷口が残る）する。

1. 肉芽組織が少ないのは一次治癒の特徴である。
2. 瘢痕を形成するのは二次治癒の特徴である。
3. 組織欠損が少ないのは一次治癒の特徴である。
4. 組織修復が速いのは一次治癒の特徴である。

問12　4

解説 創傷の治癒過程は、①出血凝固期、②炎症期、③増殖期、④再構成期の4期に分かれる。この過程が順調に遂行するものを急性創傷、過程のいずれか（とくに②、③）が障害されて治癒が遅延したものを慢性創傷と分類できる。血糖値が高いと組織への酸素やエネルギーの供給が低下するので、インスリンの投与により血糖値が正常になれば創傷治癒遅延は起こりにくい。

1. 老化は創傷治癒遅延の原因となる
2. 栄養不足は創傷治癒遅延の原因となる。
3. 局所の感染は創傷治癒遅延の原因となる。
4. インスリン長期投与により血糖値が正常になれば創傷治癒遅延は起きづらい。

問13　4

解説 ケロイドと肥厚性瘢痕は異なる。ケロイドは持続的・進行性で傷の範囲を超えて正常組織まで拡大する。特徴的な膠原線維（コラーゲン）の束が豊富で、自然に治ることはない。肥厚性瘢痕は組織の過剰状態が一時的で、傷の範囲に限られ、徐々に平たくなり、柔らかい傷となり、縮小していく。

1. 体質といわれる素因がある。
2. 膠原線維（コラーゲン）の過剰蓄積により起こる。
3. 赤く盛り上がった状態でみられる。
4. 肥厚性瘢痕とは異なる。

問14　2

解説 褥瘡は、長時間の皮膚の局所圧迫→局所の血流障害→虚血性の壊死→皮膚潰瘍の順に起こる。とくに仰臥位での好発部位は、後頭部、肩甲骨部、肘骨部、仙骨部、踵骨部などである。座位の場合、尾骨部や坐骨部に起きやすい。

1. 皮膚潰瘍を生じる。
2. 壊死を起こす。
3. 圧迫により発生する。
4. 座位の場合、尾骨部や坐骨部に起きやすい。

第3章　循環障害

問1　3

解説 体液とは人体に含まれている液体をいう。体液量は年齢により異なり新生児は体重の約80%、

学童・成人は約60％、高齢者は約50％である。また、体液は細胞内液と外液に分けられ、成人では細胞内液は体重の約40％、外液は約20％である。さらに外液のうち間質液は約15％、血液・リンパ液は約5％を占める。
1. 成人の体液量は体重の約60％を占める。
2. 高齢者の体液量は成人に比べると少ない。
3. 細胞内液より細胞外液の方が少ない。
4. 細胞外液で最も多いのは間質液である。

問2　2
（解説）循環系は大きく血液循環とリンパ循環に分けられる。血液循環はさらに体循環・肺循環・門脈循環に分けられる。体循環は左心室→大動脈→全身→大静脈→右心房の循環、肺循環は右心室→肺動脈→肺→肺静脈→左心房の循環をいう。門脈循環は各消化器器官→門脈→肝臓→肝静脈→下大静脈→右心房の循環をいう。左心室・左心房・大動脈・肺静脈は動脈血が、右心室・右心房・肺動脈・上・下大静脈は静脈血が流れている。また、門脈への血液と肺静脈は静脈血が流れている。リンパ循環は各組織→毛細リンパ管→胸管→鎖骨下静脈→腕頭静脈→上大静脈→右心房の循環をいう。
1. 体循環は左心室から始まる。
2. 肺静脈を流れるのは動脈血である。
3. 門脈循環は消化管→肝臓→下大静脈の循環を示す。
4. リンパは静脈（鎖骨下静脈）に合流する。

問3　2
（解説）浮腫の主な原因は毛細血管圧の上昇、膠質浸透圧の低下、血管透過性の亢進、リンパ管の閉塞またはリンパ管圧の上昇である。
1. 毛細血管圧の上昇
2. 膠質浸透圧の低下により浮腫が起きる。
3. 血管透過性の上昇
4. リンパ管圧の上昇

問4　3
1. 甲状腺機能低下に浮腫、徐脈などがみられる。
2. 過剰な運動は循環がよくなるので浮腫は起きにくい。
3. リンパ節の切除によりリンパ液がうっ滞することにより浮腫が起きる。
4. 熱中症は水分や電解質が喪失しているので、脱水になりやすい。

問5　4
（解説）脱水とは体内から体液が喪失した状態をいう。脱水には、細胞外液からみて、①主に水だけが失われる水欠乏性脱水（高張性脱水）、②ナトリウムイオンが失われるナトリウム欠乏性脱水（低張性脱水）③水とナトリウムイオンの両者が失われる混合性脱水（等張性脱水）の3つに大きく分けられる。
1. 飲水不足は水欠乏性脱水の原因となる。
2. 発汗過多は水欠乏性脱水の原因となる。ただし、水分と合わせてナトリウムも喪失するため、水分だけを補給するとナトリウム欠乏性脱水となる。
3. 多尿は水欠乏性脱水の原因となる。
4. 下痢はナトリウム欠乏性脱水の原因となる。そのほかに激しい嘔吐や広範囲の熱傷が原因となる。

問6　1
（解説）水欠乏性脱水（高張性脱水）は、水欠乏により血漿浸透圧が上昇するため、バソプレシン（下垂体後葉から分泌されるホルモン）の分泌が促進するので尿量は減少する。そのほかに口渇感が強く現れる。
1. 尿量は減少
2. 血漿浸透圧は上昇
3. バソプレシンは分泌促進
4. 血漿ナトリウムイオン濃度は上昇

問7　2
（解説）濾出液は浮腫などでみられる組織液が増加したものである。リバルタ反応（液体のタンパク質の含有量の有無）は陰性となる。一方、滲出液は炎症により血管壁の透過性が上昇し、血管から漏れ出た液体である。リバルタ反応は陽性となる。
1. ハチに刺されたときの腫れは炎症により滲出液がみられる。
2. 長時間の座位による足の腫れは濾出液によるものである。
3. 熱傷による腫れは炎症により滲出液がみられる。
4. 打撲による腫れは炎症により滲出液がみられる。

問8　4
1. 充血は動脈血が増加した状態をいい、局所は赤くなる。
2. 充血は激しい運動時や精神的な興奮（怒りや恥ずかしい時）などでもみられる。
3. うっ血は静脈血が増加した状態をいい、下肢などによく見られる。
4. うっ血は充血より長時間で発生する。

問9　2
（解説）チアノーゼとはうっ血が長時間続くと皮膚や粘膜などが青紫色になることをいう。酸素を離したヘモグロビンをデオキシ（脱酸素化または還元）ヘモグロビンといい、血液中の濃度が5g/dL以上に

増加するとチアノーゼがみられる。
1. 血中酸素分圧は血漿に直接溶解している酸素濃度である。これが上昇すると、動脈血中のオキシ（酸素化）ヘモグロビンは増加し、デオキシヘモグロビンは減少する。
2. デオキシヘモグロビンの増加はチアノーゼの原因となる。
3. オキシヘモグロビンは酸素と結合したヘモグロビンであるので、チアノーゼは起きない。
4. 血中二酸化炭素分圧の増加はチアノーゼとは直接関与しない。

問10　2
（解説）喀血とは呼吸器系の出血が口から排出されたことをいう。
1. 頭蓋内のうち、頭蓋底骨折による出血は耳出血や鼻出血の原因となり喀血ではない。
2. 気道からの出血は喀血である。
3. 食道からの出血は吐血である。
4. 胆道からの出血は腹腔内出血となる可能性が高い。

問11　3
（解説）下血は消化器下部（小腸、大腸）からの出血が排出されたときにみられる。一般には暗赤色だが、直腸や肛門からの出血は、ヘモグロビンが酸化されないので鮮紅色となる。
1. 胃からの下血は、ヘモグロビンが胃酸により酸化されているので黒色（タール便）となる。
2. 食道からの出血は吐血がよく見られるが、下血の場合は黒色となる。
3. 直腸からの出血は鮮紅色である。
4. 十二指腸からの下血は酸化されているので黒色（タール便）となる。

問12　3
（解説）皮膚や粘膜に起きた出血（皮下出血）を紫斑と呼ぶ。紫色の斑点が現れ、大きさにより紫斑の直径が1mm前後を点状紫斑（点状出血）、3〜5mm以上を斑状紫斑（斑状出血）と呼ぶ。原因はさまざまであるが、止血機構の異常である。血小板の減少および機能低下、毛細血管の異常により起こることが多い。紅斑は圧迫により消退するが、紫斑は圧迫しても消退しない。
1. 皮膚血管の充血は紅斑をみとめる。
2. 真皮の炎症は紅斑の特徴の1つである。
3. 皮下組織の出血により紫斑をみとめる。
4. 血小板の減少により紫斑をみとめる。

問13　3
（解説）新鮮な血栓はプラスミンにより溶かされる。

これを線維素溶解（線溶）という。血液中にはプラスミノゲンというタンパク質が存在し、これが組織プラスミノゲン活性化因子（t-PA）の作用によってプラスミンとなり、フィブリンを分解する。トロンボプラスチン、カルシウムイオン、トロンビンは、ともに凝固因子である。

問14　4
（解説）血栓ができる要因としてウィルヒョウ（Virchow）の三要素がある。
1. 血液性状の変化（血液凝固能亢進、血小板の増加、血液の粘稠性の増加など）
2. 血流の停滞（動脈瘤や静脈瘤などにより血流が遅くなった状態）
3. 血管壁内膜の損傷（動脈硬化などにより、血管壁の内皮細胞が傷害を受けとき）
よって、4以外の場合はすべて血栓が起きやすい。

問15　1
（解説）血栓が古くなると、血管壁から血栓内に向かって線維芽細胞や平滑筋細胞が侵入し、血栓の吸収が起こり、毛細血管や線維芽細胞が作られるようになる（肉芽組織の形成）。これを血栓の器質化という。

問16　2
（解説）心臓・血管内でできた血栓や、血管内の遊離物が血流に乗って運ばれ、末梢の血管腔を閉鎖した状態を塞栓症という。血管腔を閉塞した物質を塞栓あるいは栓子という。塞栓となりうるものには、血栓、がん細胞、細菌、寄生虫などの固体、油滴（脂肪）、羊水などの液体、空気、窒素ガスなどの気体がある。塞栓症で最も多いのが血栓による血栓塞栓症である。
1. 右心室は静脈性塞栓症として肺動脈塞栓症の可能性が考えられる。
2. 左心室からの血栓が大動脈を介し脳へ送られ、脳血栓・塞栓となる。
3. 腎動脈は動脈性塞栓症として腎梗塞の可能性が考えられる。
4. 上大静脈は静脈性塞栓症として肺動脈塞栓症の可能性が考えられる。

問17　3
（解説）長時間、同じ姿勢でイスに座っていると、下肢の深部静脈にうっ血が生じ血栓ができやすくなる。その状態で急に立ち上がると、血栓が剥がれ下大静脈を通り右心室に入り、肺動脈を介し肺に入り肺塞栓症をおこす。この現象はエコノミークラス症候群といわれている。

問18　3

解説 骨折により骨髄の脂肪組織が血管内に流入して起きる。脂肪塞栓症の原因にはその他に、脂肪肝、糖尿病、広範囲の火傷などがある。

1. 血栓塞栓症は骨折により起きる可能性は低い。
2. 空気塞栓症は潜函病などにみられる塞栓症である。
3. 脂肪塞栓症は骨折によりみられる。
4. アテローム塞栓症は動脈硬化病巣の破片（アテロームなど）が原因となる。

問19　4

解説 虚血は動脈血の減少をいう。血栓、塞栓、圧迫などの原因により血管内腔が狭くなった状態で引き起こされる。血圧低下、細胞・組織の変性や萎縮、長期間虚血が続く場合は壊死などがみられる。

1. 動脈血が減少する。
2. 血栓が原因となる。
3. 細胞の萎縮がみられる。
4. 壊死はみられる（長期間虚血が続いた場合）。

問20　4

解説 吻合（動脈同士、静脈同士、または動・静脈がつながること）の全くみられない血管系を終動脈といい、脳内の動脈、心臓（冠動脈）、腎臓内の動脈、肺内の動脈、脾臓内の動脈などがそれに相当する。

1. 脳は虚血を起こしやすい。
2. 心臓は虚血を起こしやすい。
3. 腎臓は虚血を起こしやすい。
4. 肝臓は虚血を起こしにくい。

問21　4

解説 梗塞とは、血栓症や塞栓症などにより血管が閉塞して血液が流れにくくなり、酸素や栄養の補給を受けていた末梢の組織が壊死に陥ることをいう。血流は途絶え、不可逆性である。また終動脈に起こりやすい。心筋梗塞などの壊死巣は硬い（凝固壊死）が、脳には類脂質が多いので、脳梗塞（脳軟化症）では液化軟化の状態（融解壊死）がみられる。

問22　3

解説 貧血性梗塞は、虚血性梗塞や白色梗塞とも呼ばれる肉眼的に白色にみえる梗塞で、脳梗塞や心筋梗塞のほか、脾臓、腎臓などでみられる。一方、出血性梗塞は、赤色梗塞とも呼ばれる肉眼的に赤色にみえる梗塞で、肺、肝臓、卵巣・精巣などにみられる。よって3以外はすべて出血性梗塞である。

問23　1

解説 門脈は脾静脈、上・下腸間膜静脈より構成される。肝硬変などにより門脈から肝臓を通って肝静脈にいく血液の流れが妨げられると、門脈の血圧が高くなる。この状態を門脈圧亢進症といい、静脈血は側副循環路を流れる。そのため、**食道静脈瘤、メドゥサの頭、痔核（直腸静脈瘤）**などがみられる。メドゥサの頭はみためがギリシャ神話に出てくるメドゥサの頭髪のヘビに似ていることから名付けられている。

1. 肝静脈は下大静脈に入る。
2. 消化器系の静脈血などが門脈に流入する。
3. 脾静脈が門脈の構成に関与している。
4. 門脈圧亢進症の一つとしてみられる。

問24　3

解説 ショックとは広範囲に臓器・組織への血流が著しく減少し、低酸素・低血圧となって全身の臓器・組織が障害された状態をいう。ショックのおもな症状は①**皮膚蒼白**（pallor）、②**脈が触れない**（pulselessness）、③**冷汗**（perspiration）、④**呼吸障害**（pulmonarydificiency）、⑤**虚脱状態**（prosroresion）、体温低下、血圧低下、意識障害などで、①〜⑤の症状をショックの5Pと呼んでいる。

1. 冷汗は交感神経興奮状態にあるために起きる。
2. 一般的に皮膚は蒼白で、汗により湿潤し、冷たい。
3. 血流量が減少しているので尿は少なくなる（乏尿）。
4. 意識混濁は酸素不足により脳細胞の活性が低下しているので起きる。

問25　1

解説 ショックには①循環血液量減少性ショック（出血性ショック）、②心原性ショック、③心外閉塞性ショック、④血液分布異常性ショックがある。④にはさらにアナフィラキシーショック、神経原性ショック、エンドトキシンショックなどがある。コールドショックは皮膚が冷たくなるショックで、①でみられる。それに対し皮膚が一時的に温かくなるウォームショックがあり、②③④が相当する。

問26　1

解説 心原性ショックは心臓自体の機能低下によるもので心筋梗塞、不整脈などがある。循環血液量減少性ショックは大量の出血や脱水など循環血液量が減少するものである。血液分布異常性ショックはアナフィラキシーショック、神経原性ショック（副交感神経緊張亢進による）がある。心外閉塞性ショックは心タンポナーデ（心膜腔に漿液が増加し心臓が十分拡張できない状態）、肺塞栓症などがある。

問27　2

解説　血圧は①心収縮機能の調節、②腎臓における体液量の調節、③自律神経による血管収縮状態の調節、④ホルモンなどの液性因子による血管収縮状態の調節などにより主に調節されている。①と②は心拍出量を変化させることによって、③と④は末梢血管抵抗を変化させることにより血圧を調節している。腎臓は、尿を生成することにより体液量を調節している。体液量の増減は血液循環量につながるので、血圧に大きな影響を与える。肝臓は代謝の中心で、直接血圧には関与していない。自律神経は血管に分布しているので血管の収縮や拡張に関与し血圧を調節する。ホルモンであるカテコールアミンなどは血管を収縮し血圧を上昇させる作用がある。

問28　4

解説　日本高血圧学会の分類によれば、最大血圧（収縮期血圧）が140mmHg以上かつ／または最小血圧（拡張期血圧）90mmHg以上を高血圧とする。
1．136/84mmHgは正常高値血圧である。
2．134/86mmHgは正常高値血圧である。
3．124/88mmHgは正常高値血圧である。
いずれも高血圧ではないが、高血圧予備軍として注意が必要とされる。

問29　1

解説　高血圧は本態性高血圧と続発性高血圧（二次性高血圧）に分類される。本態性高血圧は高血圧の約90％以上を占める。原因不明であるが、遺伝的素因（家族性）や環境要因（食生活による肥満）が関与している。多くは中年に発症し、数年から数十年の長い経過をとる。続発性高血圧は高血圧の約10％を占める。腎臓病（糸球体腎炎、腎盂腎炎）、内分泌疾患、心臓病、動脈硬化症、神経症、妊娠高血圧症候群などの基礎疾患が原因となる。この中で腎性高血圧（腎臓病）の頻度が最も高い。血圧に関与するおもなホルモンには副腎皮質から分泌されるアルドステロン、副腎髄質から分泌されるアドレナリンやノルアドレナリンがあり、いずれも血圧を上昇させる。アルドステロンは尿細管に働きナトリウムイオンの再吸収などにより血圧を上昇させる作用がある。ソマトスタチンは血圧に関与せず、膵臓のランゲルハンス島D細胞から分泌されるホルモンで、インスリンとグルカゴンの分泌を抑制する。グルカゴンは膵臓のランゲルハンス島A細胞から分泌されるホルモンで、血糖上昇作用があり、血圧には関与しない。そしてメラトニンは間脳の松果体から分泌されるホルモンで、サーカディアンリズム（概日リズム）に関与するので、血圧には関与しない。

問30　2

解説　播種性血管内凝固症候群（DIC）とは凝固因子と血小板が消費され、線溶系が亢進し、微小血栓による虚血性臓器不全と出血傾向が現れる病態をいう。プロトロンビン時間の延長、フィブリノゲンの減少による出血時間の延長、フィブリン分解産物（FDP）の増加などが認められる。血小板は減少する。

■ 第4章　炎症と免疫、移植と再生医療

問1　4

解説　ケルススが発赤・発熱・疼痛・腫脹の炎症の4徴候を提唱し、後にガレノスが機能障害を加え、炎症の5徴候とした。

問2　2

解説　炎症細胞は白血球のうち好中球、マクロファージ（単球が変化したもの）、リンパ球をいう。
1．赤血球は酸素や二酸化炭素の運搬に働く。
3．血小板は血液凝固に働く。
4．ウイルスは炎症を引き起こす病原微生物である。

問3　4

解説　炎症を引き起こす外因には物理的因子、化学的因子、生物学的因子などがある。また、物理的因子には温熱刺激（火傷）、電気刺激（感電死）、放射線（甲状腺がん）、紫外線（皮膚炎）などがある。
1．強アルカリは化学的因子である。
2．エタノールは化学的因子である。
3．ウイルスは生物学的因子である。
4．放射線は物理的因子である。

問4　3

解説　急性炎症は特に好中球が主体となり、慢性炎症ではマクロファージ、リンパ球が働く。
1．マクロファージは慢性炎症時に働く。
2．好酸球は慢性炎症時に働く。
3．好中球は急性炎症時に働く。
4．リンパ球は慢性炎症時に働く。

問5　2

解説　炎症時に分泌される化学伝達物質（ケミカルメディエータ）にヒスタミン、セロトニン、ロイコトリエン、サイトカイン、ブラジキニン、プロスタグランジンなどがある。これらの物質が炎症を引き起こす。また、これらの物質は神経伝達物質とは異なる。
1．アセチルコリンは神経伝達物質で炎症とは無関係である。
2．ヒスタミンは炎症時に分泌されるケミカルメデ

ィエータである。

3．アドレナリンは神経伝達物質で炎症とは無関係である。

4．ドパミンは神経伝達物質で炎症とは無関係である。

問6　2

（解説）急性炎症は、その様式により、滲出性炎、増殖性炎、特異性炎（肉芽腫性炎）に大別される。滲出性炎には漿液性炎、線維素性炎、化膿性炎、出血性炎、壊疽性炎がある。漿液性炎はアレルギー性鼻炎や水疱など、化膿性炎は蓄膿症など、増殖性炎は肝硬変、肺線維症など、特異性炎は肺結核、梅毒、ハンセン病などがある。

問7　3

（解説）特異性炎は肉芽腫性炎とも呼ばれ、増殖性炎のうち、特異な肉芽組織の形成を主体とする場合で、その肉芽組織の中心部には肉芽腫と呼ぶ小結節がみられる。結核、梅毒のゴム腫、ハンセン病、サルコイドーシスなどの疾患にみられる。壊疽性炎は腐敗性炎ともいい、滲出性炎に腐敗菌が感染し滲出物や組織の壊死を起こす炎症をいう。化膿性炎は滲出物が主として好中球からなる炎症で、蓄膿症、蜂巣炎、膿瘍がある。増殖性炎は細胞や組織の増殖を主とする炎症をいう。正常な細胞ではなく、線維芽細胞が増殖する。

問8　4

（解説）B細胞はT細胞からの情報を受け取ると形質細胞になり、免疫グロブリンすなわち抗体を産生する。

1．マクロファージは抗体産生に関与する。

2．NK細胞（ナチュラルキラー細胞）はリンパ球の一種で、感染時にいち早く出現し、あらゆる病原微生物に反応し攻撃・死滅させる。

3．ウイルスは病原微生物の一種である。

4．抗体（immunoglobulin：Ig）にはIgA、IgG、IgM、IgD、IgEの5種類がある。

問9　2

（解説）細胞性免疫はT細胞とマクロファージの協働作業により行なわれる。T細胞は抗体産生を行なわず直接抗原を排除する。また、T細胞にはヘルパーT細胞（HT）、キラーT細胞（KT）、サプレッサーT細胞（ST）、メモリーT細胞（MT）がある。マクロファージは貪食作用が旺盛で、抗原提示細胞としても働く。

1．T細胞は細胞性免疫に関与している。

2．B細胞は液性免疫に関わる。

3．肥満細胞（マスト細胞）は炎症物質（ヒスタミン）を持っている、炎症に関連する細胞である。

4．好塩基球は肥満細胞と同様に炎症に関連する細胞である。

問10　2

（解説）抗原提示細胞とはヘルパーT細胞に抗原を提示しヘルパーT細胞を活性化させる細胞で、マクロファージ、樹状細胞などがある。樹状細胞は樹枝状の突起をもつ細胞で、皮膚組織、鼻腔、肺、胃、腸管などさまざまな組織に存在している細胞である。皮膚表面の樹状細胞はランゲルハンス細胞と呼ばれる。

1．好中球は抗原を貪食するが、提示細胞としては働かない。

3．T細胞のうち、とくにヘルパーT細胞は抗原を受けとる細胞である。

4．好酸球は炎症抑制作用と促進作用の両面を示す。

問11　2

（解説）重症複合免疫不全症は、先天的に特定の遺伝子の異常ないし欠損により発生する疾患のひとつで、T細胞とB細胞の両者の欠損が生じる。また、胸腺が欠損するためにT細胞の機能だけがおかされるものや、B細胞だけがおかされるものもある。例外なく男児に発生する。

問12　4

（解説）抗原に接触してから約48時間後に反応が起こることから、遅延型アレルギーとも呼ばれる。主な抗体は特に無く、反応部位は組織内や血管壁で、ツベルクリン反応、移植時の拒絶反応、接触性皮膚炎、金属アレルギーなどがある。

問13　1

（解説）主な抗体はIgE、反応部位は肥満細胞、好塩基球で、花粉症、気管支喘息、蕁麻疹などがある。抗体は肥満細胞や好塩基球に付きやすく、抗原が抗体に付くと肥満細胞や好塩基球からヒスタミンが分泌され、アレルギーを引き起こす原因とされる。

問14　3

（解説）主な抗体はIgG、反応部位は組織内や血管壁で、急性糸球体腎炎、SLE（全身性エリテマトーデス）、慢性リウマチなどがある。Ⅲ型は免疫複合体型（アルサス型）とも呼ばれ、傷害される組織とは無関係の可溶性抗原がIgGと結合する型をいう。

問15　2

（解説）主な抗体はIgG,IgM、反応部位は赤血球、血小板で、重症筋無力症、グッドパスチャー症候群（腎炎、肺出血）、血液型不適合輸血（Rh式型・赤血球）、溶血性貧血（血小板）、血小板減少症などがある。

問16　5

解説 主な抗体はIgG、反応部位はホルモンレセプターで、バセドウ病がある。バセドウ病は甲状腺細胞にあるTSH（甲状腺刺激ホルモン）受容体に抗体が結合し常に甲状腺が刺激されるのでホルモン過剰となる。但し、クームズの分類（Ⅰ〜Ⅵ型）の分類ではバセドウ病をⅡ型とする。

問17　1

解説 アナフィラキシーとは、食物やハチ毒、薬物などが原因で全身に起こる急性のアレルギー反応の一つで、IgE抗体、肥満細胞などが関与するⅠ型アレルギーである。最も多い症状は、蕁麻疹、赤み、かゆみなどの皮膚症状で、次いでくしゃみや息苦しさなどの呼吸器症状、唇の腫れや目のかゆみなどの粘膜症状、さらに血圧低下などの循環器症状がある。急激な血圧低下で意識を失った状態をアナフィラキシーショックという。

問18　1

解説 免疫系は一般に、自己の細胞や組織に対しては反応を起こさないようにできている。これを免疫寛容（トレランス）と呼ぶ。この免疫寛容のしくみに異常が起こり、自己を非自己と認識してしまうのが自己免疫疾患である。自己免疫疾患には、膠原病、橋本病（慢性甲状腺炎）、バセドウ病（甲状腺の機能亢進）、ギラン・バレー症候群（筋を動かす運動神経の障害）、1型糖尿病などがある。

1．シェーグレン症候群は自己免疫疾患の1つで膠原病類縁疾患である。
2．進行性筋ジストロフィーは遺伝性疾患である。
3．パーキンソン病はドパミン不足による錐体外路系の疾患である。
4．2型糖尿病は遺伝性や肥満が原因となる内分泌疾患である。

問19　3

解説 悪性貧血は自己免疫疾患の1つであるが、膠原病ではない。強皮症（進行性全身性硬化症）は免疫反応の結果、コラーゲン（膠原線維）の過剰産生が生じたもので、皮膚硬化症ともいわれる。皮膚や消化管が硬くなり肺も線維化する。関節リウマチ（RA）は関節滑膜の慢性炎症による関節の痛みと運動障害を特徴とする。全身性エリテマトーデス（SLE）は血中に多量の免疫複合体が生じて、諸臓器に沈着するために、全身の種々の臓器や組織がおかされる。両者とも女性に多くみられる。その他の膠原病に多発性筋炎、皮膚筋炎、結節性多発動脈炎、シェーグレン症候群などがある。

1．強皮症は膠原病の1つである。

2．関節リウマチは膠原病の1つである。
3．悪性貧血は膠原病ではない。
4．全身性エリテマトーデスは膠原病の1つである。

問20　4

解説 他人の皮膚、臓器、骨髄を移植するとT細胞のうち、キラーT細胞がこれらの細胞表面にある抗原を攻撃し、移植片を脱落させる。これが拒絶反応である。

1．IgE抗体はⅠ型アレルギーに関与する抗体である。拒絶反応には関与しない。
2．IgG抗体は不適合輸血（とくにRh血液型）に関与する。拒絶反応には関与しない。
3．Bリンパ球は抗体を産生する液性免疫を行う。拒絶反応には関与しない。

問21　4

解説 臓器移植は「移植片対宿主反応」、骨髄移植は「宿主対移植片反応」がみられることがある。皮膚、臓器、骨髄などの移植は細胞性免疫が関与する。とくにキラーT細胞がこれらの細胞の表面にある抗原を攻撃する。このように、移植によって起こる拒絶反応を移植免疫という。移植が成功するか否かは、移植した細胞の表面にある抗原、すなわちヒト組織適合白血球抗原（HLA）による。HLA抗原は白血球の型で、第6染色体上にある。HLA抗原はクラスⅠ（A、B、C）とクラスⅡ（DR、DP、DQ）に分かれ、特に臓器移植の場合は少なくともA、B、DRの3タイプの一致、骨髄移植の場合は6つすべて一致しなければならない。

問22　3

解説 2006年に山中伸弥（ノーベル医学・生理学受賞者）は、既に分化している成人の皮膚などの体細胞に特定の4つの遺伝子を導入することにより、さまざまな細胞に分化可能な能力をもつ細胞（多能性幹細胞＝iPS細胞）をつくることに成功した。現在、網膜症や心臓（心不全）の患者にiPS細胞を使った再生医療が行われている。ES細胞（胚性幹細胞）は受精卵を用いたものである

■ 第5章　感染症

問1　4

解説 感染とは病原体が体内に入り、定着・増殖することをいい、感染により病害をもたらされた状態を感染症という。感染を受けるヒトを宿主という。ある特定の期間や地域で患者数が増加することを流行という。エンドトキシンとは内毒素とも呼ばれ、細菌などが持つ毒素をいう。

問2 4

解説 食中毒により感染する。汚染された食品などにより感染することがあり、代表的なものにノロウイルス（小型球形ウイルス）感染症がある。病原体の体内への侵入から感染症を発症するまでの期間を潜伏期といい、病原体の種類により異なる。感染しても発症せずに無症状のままの状態を不顕性感染といい、不顕性感染を持続した宿主を健康保持者あるいは、無症候性キャリア（単にキャリアともいう）という。免疫力の低下により病原性の低い病原微生物に感染することを日和見感染という。

問3 1

解説 ペストはペスト菌により感染する。ペストには腺ペスト、肺ペスト、敗血症型ペストがあり、感染動物（ネズミやプレーリードッグなど）を吸血するノミを媒介とする感染、咬傷による接触感染、飛沫感染などの感染路により感染する。
2．クラミジア ── オウム病（小鳥、野鳥など）
3．原虫 ── トキソプラズマ（ネコなど）
4．寄生虫 ── エキノコッカス症（イヌ、キツネなど）

問4 4

解説 アメーバ赤痢は原虫である赤痢アメーバを病原体とする感染症で、感染嚢子（シスト）に汚染された食物を経口摂取することにより感染し、宿主の体内で栄養型となって大腸粘膜に寄生する。プリオン病は正常プリオン蛋白が異常プリオン蛋白に変性し、脳内に蓄積して発症すると考えられている。腸管出血性大腸菌O-157は病原性大腸菌の１つでベロ毒素という毒素を産生し、小児や高齢者で溶血性尿毒症症候群を引き起こす。スピロヘータはらせん状桿菌で、トレポネーマ属（梅毒）、ボレリア属（回帰熱）、レプトスピラ属（ワイル病）の３属がヒトに病気を起こす。

問5 2

解説 真菌はカビの仲間の総称で、細胞膜の外側に細胞壁をもつ。
1．細菌は原核細胞（核を持たない細胞）なので、核膜はない。
3．プリオンは感染性タンパク質であり、核酸ではない。
4．ウイルスはタンパク質の殻と遺伝物質から成る粒子であり、細胞ではない。ATPを合成しない。DNAまたはRNAを遺伝物質として持つ。自己複製ができず、細胞に寄生して増殖する。

問6 2

解説 Q熱はリケッチアの一種であるコクシエラ菌による感染症で、感染したウシやネコなどの尿、糞、乳汁などに排菌され、この菌に汚染された空気中の粉塵などを吸うことにより感染する。黄熱は黄熱ウイルスによる感染症で、サルやヒトおよび蚊を宿主とし、蚊によって媒介される疾患である。狂犬病は狂犬病ウイルスを保有しているイヌ、ネコおよびコウモリを含む野生動物に咬まれたり、引っ掻かれたりして感染する。オウム病はオウム病クラミジアによる感染症で、おもに小鳥や野鳥の排泄物からオウム病クラミジアを吸入することにより感染する。

問7 4

解説 接触感染には結膜炎、感染性胃腸炎、A型肝炎、ヘルペス口内炎、帯状疱疹や、性感染症などがある。空気感染には結核、麻疹、水痘などがある。飛沫感染にはインフルエンザ、プール熱（アデノウイルス）、おたふく風邪、マイコプラズマ肺炎、リンゴ病、百日ぜき、風疹などがある。経口感染には食中毒などの細菌性腸炎、ノロウイルスなどがある。その他に血液感染としてHIV感染症（エイズ）、B型肝炎、C型肝炎などのウイルスによる感染がある。

問8 2

解説 母から子に感染することを垂直感染または母子感染といい、病原体をもつ母親から胎児または新生児へ感染する。母子感染として、経胎盤感染（病原体が子宮内で胎盤を介して感染すること）、産道感染（出産するとき、母体の血液や子宮頸管、膣などに存在する病原体により胎児に感染する）、母乳感染（母乳から新生児に感染する）がある。
1．水平感染はヒトからヒトへの感染をいう。
3．接触感染は患者、動物、汚染されたタオルや食器などに間接的に接触した場合、性交渉の性感染症、人畜共通感染症がある。
4．飛沫感染は咳やくしゃみなどで飛び散った飛沫に含まれる病原体を吸い込むことで感染する。

問9 4

解説 HIV（ヒト免疫不全ウイルス）による感染をエイズ（後天性免疫不全症候群）という。HIVは、感染したヒトの血液、精液、膣分泌液、母乳といった体液に存在し、接触感染する。なお、汗、涙、唾液、尿、便などの体液の接触による感染の可能性はない。

問10 3

解説 経皮感染は、蚊や昆虫に刺されたり、またはイヌなどに噛まれることで病原体が直接体内に経皮侵入し、感染する。また、創傷や熱傷により傷害部位から病原体が侵入したり、医療現場での針刺しや輸血などもある。経皮感染には破傷風、狂犬病、エ

ボラ出血熱、疥癬（かいせん）（ダニなどよる感染）がある。
1. 帯状疱疹は空気感染である。
2. 風疹は飛沫感染である。
3. 破傷風は経皮感染である。
4. 麻疹は空気感染である。

問11　3
解説 細菌性食中毒の原因菌は感染型と毒素型があり、さらに感染型は細胞障害性と毒素産生性に分けられる。細胞障害性には病原性大腸菌、サルモネラ菌、腸炎ビブリオ、カンピロバクター属があり、毒素産生性には毒素原性大腸菌、ウェルシュ菌がある。毒素型食中毒に黄色ブドウ球菌、ボツリヌス菌がある。
1. 病原性大腸菌は感染型食中毒である。
2. サルモネラ菌は感染型食中毒である。
3. ボツリヌス菌は毒素型食中毒である。
4. 腸炎ビブリオは感染型食中毒である。

問12　3
解説 常在細菌とは、主にヒトの身体に存在する微生物（細菌）のうち、健康な身体に共通してみられる病原性を示さないもので、すべての人間が持っている菌ではない。腸管内に多く、それ以外に口腔・鼻腔内や生殖器、皮膚全域に数百種類が互いに関わり合いながら棲息している。常在細菌は、病原体と拮抗し感染予防に重要な役割を担っている。しかし、免疫力が低下すると、この菌による感染症が起きることがある。また、単純な外傷で傷口が化膿するのは常在細菌によることが多い。

問13　1
解説 院内感染の原因菌として重要なものは、メチシリン耐性黄色ブドウ球菌（MRSA）、バンコマイシン耐性腸球菌（VRE）、セラチアーマルセッセンス、緑膿菌などがある。緑膿菌は環境中や皮膚などに、セラチアは腸内（ちょうない）に常在する菌で、病原性は弱いが多くの抗菌薬に対して抵抗性がある。

問14　2
解説 予防接種にワクチンがある。ワクチンには生ワクチン（病原性が弱くなった病原体）、不活化ワクチン（病原体の毒素をなくしたもの）、トキソイド（細菌が作る毒素をなくしたもの）がある。能動免疫を利用したもので、病原体に対し自ら抗体を作る方法である。個人免疫効果のほかに集団免疫効果がある。副反応として、生ワクチンは発熱や発疹など、不活化ワクチン・トキソイドは注射部位の発赤、腫脹、硬結、接種後24〜48時間以内の発熱、アナフィラキシー（蕁麻疹、顔のむくみ、咳、喘鳴（ヒューヒューといった呼吸）、呼吸困難など）がみられ

る。

■ 第6章　代謝障害

問1　1
解説 タンパク質はアミノ酸が多数ペプチド結合したものである。
2. 糖質は単糖類（ブドウ糖など）が多数グリコシド結合したものである。
3. 脂質は脂肪酸とモノグリセリトがエステル結合したものである。
4. 核酸は糖＋塩基＋リン酸が結合したものである。

問2　3
解説 単糖類にはグルコース（ブドウ糖）、フルクトース（果糖）、ガラクトースがある。
1. マルトース（麦芽糖）は二糖類（2分子のブドウ糖）である。
2. スクロース（ショ糖）は二糖類（ブドウ糖と果糖）である。
4. ラクトース（乳糖）は二糖類（ブドウ糖とガラクトース）である。

問3　1
解説 脂質には中性脂肪、コレステロールなどがあるが、中性脂肪はエネルギー源になり、コレステロールは細胞膜を構成する成分で、ホルモンや胆汁酸の材料にもなっている。
2. コラーゲンは膠原線維の主成分で、タンパク質である。
3. セルロースは多糖類（植物の細胞壁構成成分）である。
4. ヘモグロビンは血色素ともいい、タンパク質と鉄からなる色素タンパク質である。

問4　3
解説 ペプチターゼは小腸から分泌される腸液に含まれているタンパク質分解酵素で、ポリペプチドをアミノ酸まで分解する。
1. アミラーゼはデンプン分解酵素である。
2. マルターゼは麦芽糖分解酵素である。
4. リパーゼは脂肪分解酵素である。

問5　1
解説 スクラーゼは小腸から分泌される腸液に含まれる糖質分解酵素で、ショ糖をブドウ糖（グルコース）と果糖（フルクトース）に分解する。
2. ペプシンはタンパク質分解酵素である。
3. リパーゼは脂肪分解酵素である。
4. キモトリプシンはタンパク質分解酵素である。

問6　3

解説 リパーゼは主に膵液に含まれている脂肪分解酵素で、脂肪を脂肪酸とモノグリセリドに分解する。
1．スクラーゼはショ糖分解酵素である。
2．ラクターゼは乳糖（ラクトース）をブドウ糖とガラクトースに分解する酵素である。
4．トリプシンはタンパク質分解酵素で、タンパク質をアミノ酸まで分解する。

問7　4

解説 核酸はリン酸、糖（リボースあるいはデオキシリボース）、塩基（プリン塩基、ピリミジン塩基）からなり、DNA、RNA、ATPがある。タンパク質・糖質・脂質は代謝によりエネルギー源となるので三大栄養素とも呼ばれている。

問8　2

解説 解糖系はグルコース（ブドウ糖）を分解してエネルギーを作り出すための最初の反応系である。最終的にはグルコースからピルビン酸そして乳酸を生成する反応で、1分子のグルコースから2分子のピルビン酸、2分子のATPを生成する。嫌気的（無酸素下）に細胞質内で行われる。
1．細胞質内で反応が行われる。
2．ブドウ糖が乳酸に生成される。
3．反応には酸素が不必要である。
4．ATPは産生される。

問9　2

解説 TCA回路（クレブス回路）はミトコンドリア内で酸素下により行われる反応で、最終的にATP、二酸化炭素、水になる反応である。1分子のブドウ糖から15分子のATPが産生される。
1．ミトコンドリア内で反応が行われる。
2．ブドウ糖が二酸化炭素と水になる。
3．反応には酸素が必要である。
4．ATPの産生量は多い。

問10　4

解説 レプチンは脂肪組織で合成され、食欲の抑制作用と、脂肪代謝と関連した抗肥満作用を有するホルモンで、遺伝性がある。BMI値の基準は18〜25未満で25以上を肥満としている。皮下脂肪型肥満は下腹部・腰まわり・おしりなどの皮下に脂肪が蓄積する形で洋ナシ型肥満とも呼ばれている。女性に多くみられる。内分泌疾患（副腎皮質ホルモンの過剰分泌）であるクッシング症候群による肥満は、中心性肥満（内臓脂肪型肥満）が多くみられる。内臓脂肪型はリンゴ型肥満とも呼ばれている。

問11　2

解説 家族性高コレステロール血症の3大特徴は、高コレステロール血症、アキレス腱黄色腫、冠動脈硬化症（狭心症、心筋梗塞）である。遺伝的に肝臓のLDL受容体に異常があり、LDLコレステロールを分解できない。常染色体優性遺伝病で、血中低比重リポタンパク質（LDL）の高値を認め、血中コレステロールの値は正常の約2倍の高さである。男女共通して発症し、放置すると、男性は30歳代から、女性は50歳ぐらいから心筋梗塞を発症する。

問12　3

解説 低比重リポタンパク質（LDL）はコレステロールを肝臓から末梢血管に運ぶ役割がある。そのためLDLが増加すると血管にコレステロールが付着し動脈硬化を引き起こす可能性が高くなる。キロミクロンや超低比重リポタンパク（VLDL）はおもに中性脂肪を運ぶ役割があるが、これらが低下すると動脈硬化の可能性は低い。高比重リポタンパク（HDL）はコレステロールを末梢血管から肝臓に運ぶ役割があり、増加することにより動脈硬化の可能性は低くなる。

問13　2

解説 脂肪肝は肝細胞に中性脂肪（トリグリセリド）が過剰に沈着した状態をいう。アルコール代謝によりアセチルCoAから脂肪酸、そして脂肪への合成が促進され肝臓に脂肪が蓄積し脂肪肝となる。その他に糖尿病、肥満、栄養不良状態が原因となる。肝臓は腫大し、黄色調を帯びる。慢性化すると肝硬変や肝がんに進行することもある。

問14　1

解説 アミロイド（類デンプン質）と呼ばれる特殊なタンパク質が、全身のさまざまな部位に異常に沈着した状態をアミロイドーシスという。

問15　2

解説 アルツハイマー病は脳にアミロイド（とくにアミロイドβタンパク）が蓄積され脳萎縮を起こすアミロイドーシスの代表的な疾患である。

問16　3

解説 Ⅱ型糖尿病は遺伝性もある。空腹時の血糖値基準値は80〜100mg/dl、HbA1c（ヘモグロビンA1c）4.3〜5.8である。
1．空腹時の血糖値が150mg／dlは高血糖である。
2．HbA1c（ヘモグロビンA1c）は過去1〜2ヵ月の血糖値の状態がわかる。
4．Ⅰ型糖尿病はⅡ型糖尿病より少ない（Ⅰ型は約

10%、Ⅱ型は約90％である）。

問17　2

（解説）糖尿病の三大合併症は網膜症・神経障害・腎症である。その他に、心筋梗塞、脳梗塞、肝硬変などさまざまな合併症がある。

問18　4

（解説）加齢とともにインスリン感受性の低下がみられ糖尿病になることがある。

1．腎機能の低下は尿中に糖が出る腎性糖尿を引き起こす。糖尿病とは異なる。
2．免疫機能の低下は糖尿病を発症しやすくなる原因とはならないが、糖尿病により免疫機能低下がみられる。
3．動脈硬化の悪化は糖尿病を発症しやすくなる原因とはならないが、糖尿病により動脈硬化症を引き起こすことがある。

問19　1

（解説）糖尿病はインスリン不足により発症し、高血糖となる。細胞への糖の供給が不足するため、脂肪組織から脂肪を分解し脂肪酸をアセチルCoAからクエン酸回路を介してエネルギーとする。しかし、大量に脂肪酸が産生されると、アセチルCoAが増加してクエン酸回路で処理できなくなり、アセチルCoAがケトン体となって血中に放出される。ケトン体は酸性物質なので、血液pHは酸性に傾きアシドーシスとなる。高血糖により多尿、脱水が生じ意識障害さらに昏睡が生じる。

問20　1

（解説）糖原病は先天性の酵素欠損により生じるグリコーゲン（糖原：多糖類）の代謝異常により発症する。グルコース（ブドウ糖：単糖類）やマルトース（麦芽糖：二糖類）は糖原病の原因物質ではない。コラーゲンは膠原線維の主成分で、タンパク質である。

問21　3

（解説）痛風は尿酸結晶によりおこる。プリン体にあるアデニンやグアニンは代謝により分解されると尿酸となるため、プリン体を含む食物を過剰に摂取すると血中に尿酸が増え結晶をつくる可能性がある。

問22　3

（解説）ウエストのサイズ（腹囲）は、メタボリックシンドロームの診断基準である。内臓脂肪型肥満の判定には、内臓脂肪の占める割合を簡易的に評価するため腹囲が用いられている。腹囲は男性85cm、女性は90cm以上が該当する。その上で、中性脂肪やコレステロール、血圧、血糖などについても基準が設定されている。血圧は収縮期血圧130mmHg

以上、拡張期血圧85mmHg以上、空腹時血糖値は110mg/dl以上、高脂血症（脂質異常症）は中性脂肪150mg/dl以上かつ／またはHDLコレステロール40mg/dl未満である。

1．高血圧は、必須条件ではない。
2．空腹時血糖値は必須条件ではない。
4．高脂血症（脂質異常症）は必須条件ではない。

問23　2

（解説）脂肪分解が亢進されると、ケトン体合成が進むため血中ケトン体は増加する。ケトン体（アセトン体）はアセチルCoAからアセト酢酸、β－ヒドロキシ酪酸、アセトンなどを総称していい、酸性物質である。

1．尿素窒素（BUN）は肝臓でタンパク質分解により生じた代謝産物である。腎機能障害により血中に増加する。
3．アルブミンは血漿タンパク質であり、肝臓で生成される。脱水などで血中濃度が増加する。
4．アンモニアはアミノ酸のアミノ基が遊離してできる。肝機能障害によりアンモニアを尿素に変換できず、血中にアンモニアが増加する。

問24　3

（解説）コルチゾン（コルチゾール）は副腎皮質から分泌されるホルモンで、糖新生（糖以外の物質を糖にする）を促進し、血糖値を上げる作用がある。

1．糖質は小腸から吸収される。
2．筋肉中のグリコーゲンは血糖の維持に関与しない。
4．糖新生は肝臓や腎臓で行われる。

問25　2

（解説）ビリルビンは胆汁色素とも呼ばれ、肝臓、脾臓などで赤血球が破壊され、そこに含まれるヘモグロビンから、酵素の作用により生成された物質である。

問26　4

（解説）ビリルビンには水に溶けにくい間接型ビリルビンと水に溶けやすい直接型ビリルビンがある。間接型ビリルビンが増加するものに、高度な溶血性疾患、新生児黄疸、Crigker-Najj（クリグラー・ナジャー）症候群、Gilber（ジルベールまたはグリグナー）病、肝炎ウイルスなどがある。直接型ビリルビンが増加するものに、胆石やDubin-Johnson（デュビン・ジョンソン）症候群がある。

問27　1

（解説）核黄疸は新生児期に発症する溶血性黄疸で、高度になると脳神経に異常をきたすものをいう。毒

性のある間接型ビリルビン（非抱合型ビリルビン）が蓄積し、脳組織（とくに神経核）が障害を受けるために生じる。

問28　3
解説 胆石にはコレステロール結石とビリルビン結石がある。カルシウムによる結石は尿路結石にみられる。

問29　2
解説 胆汁は肝臓で合成・分泌され、胆嚢で一時的に貯蔵、濃縮される。胆汁の主な成分は胆汁酸、胆汁色素、脂質（コレステロール、脂肪酸など）である。胆汁（胆汁酸）の作用は、脂肪の乳化、脂肪酸、ビタミン、鉄などの吸収促進、腸管内腐敗と発酵の防止などがある。
1．殺菌作用はない。
3．タンパク質の分解はペプシンやトリプシンが行う。
4．糖質の分解はアミラーゼ、スクラーゼ、ラクターゼなどが行う。

問30　2
解説 血中カルシウム濃度の調節は、甲状腺から分泌されるカルシトニン（血中Ca濃度を下げる）と、上皮小体（副甲状腺）から分泌されるパラソルモン（血中Ca濃度を上げる）によって行われる。
1．アドレナリンは血糖値を上昇させる。
3．サイロキシンは血糖値の上昇と血中コレステロールの減少作用がある。
4．バソプレシンは尿細管での水分の再吸収を促進する。

■ 第7章　老化と死

問1　1
解説 誕生の瞬間から加齢に伴う身体的変化は始まる。テロメアとは染色体の末端部にある塩基配列をいい、細胞分裂が行われるたびにテロメアは短くなり、やがて分裂は停止する。そのため細胞の増殖ができなくなるので老化すると考えられている。

問2　3
解説 生体内の恒常性を維持している状態をホメオスタシスという。神経系・内分泌系・免疫系の3つが、ホメオスタシスの維持にとって、とくに重要な働きをしている。これら3つの系統の相互作用が老化により低下すると、疾患による重大な症状を知覚できなくなる。

問3　3
解説 高齢者は加齢とともに動脈硬化が進行してい

ることが多く、最大（収縮期）血圧が高くなるが最小（拡張期）血圧はそれほど変化しないのでその差（脈圧）が大きくなる。
1．心拍数の減少
2．左心壁の肥厚
4．圧受容機能の低下

問4　2
解説 加齢とともに呼吸筋の筋力が衰え、さらに肺の弾力性が低下したり、肺胞の容積が縮小するため、肺活量は低下する。
1．残気量の増加
3．1秒率の低下
4．気道クリアランスの低下（気道のクリアランスは、気道から異物を除去し浄化することである）

問5　1
解説 骨髄で生成されるT細胞は分化して胸腺に入り成熟するが、加齢とともに胸腺が萎縮するため、老年期のT細胞は減少する。
2．B細胞は減少する。
3．自己抗体の産生は増加する。
4．外来抗原に対する抗体の産生は低下する。

問6　4
解説 高齢者に多い骨折は脊椎圧迫骨折、大腿骨頸部骨折、上腕骨頸部骨折、橈骨遠位端骨折である。大腿骨頸部の骨折は転倒によることが多い。

問7　3
解説 骨粗鬆症とは、骨量（骨密度）の低下や骨質の悪化により、骨がもろくなり、骨折しやすい状態にあることをいう。骨吸収と骨形成のバランスが崩れることに反映している。骨の形成にはカルシウムイオンが重要なのでカルシウムイオン低下は骨量の低下となる。また、ビタミンDは小腸からのカルシウムイオンの吸収を促進する。原因として副腎皮質ホルモンの長期投与、女性ホルモンの低下などがある、

問8　1
解説 便秘はメカニズムにより機能性便秘と器質性便秘に分けられる。機能性便秘にはさらに弛緩性便秘、ケイレン性便秘、直腸性便秘がある。弛緩性便秘は腸管の緊張の低下、腸運動の低下などにより起きる便秘で、老人、長期臥床者、多産婦、食事摂取量の少ない人にみられる。ケイレン性便秘は腸管緊張や運動が高くなった人にみられる。直腸性便秘は、排便を我慢することが原因で、日常よくみられる習慣性便秘のほとんどが、この直腸性便秘である。器質性便秘は、胃や小腸、大腸などに何らかの疾患があり、それが原因で便秘になる状態である。

2．便意の我慢は直腸性便秘となる。

3．腸管内の炎症は器質性便秘となる。

4．下行結腸の蠕動亢進はケイレン性便秘となる。

問9　1

解説 高齢者が罹患しやすい病気で最も多いのは悪性新生物（がん）で、次に心疾患（心不全や心筋梗塞・心症など）、脳血管障害（脳出血など）、肺炎（誤嚥性肺炎など）、認知症と続く。

問10　4

解説 世界保健機関（WHO）の定義では、高齢者とは65歳以上のヒトをいい、65歳〜74歳を前期高齢者、75歳以上を後期高齢者と呼んでいる。また、日本老年学会・日本老年医学会では65歳〜74歳までを准高齢者、75歳〜89歳までを高齢者、90歳以上を超高齢者と区分している。

問11　3

解説 認知症で最も多いのは、アルツハイマー（Alzheimer）型認知症で67.6％、次いで脳血管性認知症19.5％、レビー（Lewy）型認知症4.3％、前頭側頭型認知症1.0％である（2019年）。アルツハイマー（Alzheimer）型認知症は記憶障害が強く、脳血管性認知症は感覚・運動障害が強く、レビー（Lewy）型認知症は幻視や妄想が強く、そして前頭側頭型認知症は人格変化（脱抑制、感情鈍麻、自発性の低下など）が強く現れる。

問12　4

解説 加齢黄斑変性症には萎縮型と滲出型がある。萎縮型は加齢とともにみられ、症状はゆっくり進行する。滲出型は網膜の下に新生血管ができて、この血管が黄斑に傷害を与え、さらに血管がもろいので出血して視覚障害を引き起こす。その他に加齢とともに老視、白内障、緑内障などの視力障害が見られる。

問13　3

解説 脳死は脳全体が不可逆に機能が停止した状態であるが、遷延性意識障害は、俗に植物状態といい、大脳の機能はないが、脳幹や小脳の機能は残っている。

問14　1

解説 死後硬直とは、死体の筋肉が硬化する現象をいう。通常、2〜3時間経つと頸部の硬直が始まり、上肢から下肢に進行する。約5時間で股関節や膝関節の硬直、約8時間で四肢の大関節の硬直が発現する。遅くても12時間で全身にいたる。その後、筋肉が弛緩、緩解し、解硬するが、夏は36時間、春秋は60時間、冬は3〜7日ほどといわれる。

1．頸部の硬直が最初に始まる。

2．上肢から下肢に硬直の進行がおこる。

3．遅くても12時間で全身の硬直が起きる。

4．解硬は冬より夏で早く起きる。

■ 第8章　先天異常と遺伝子異常

問1　1

解説 体細胞の細胞分裂は分裂期と間期（分裂していない時期）を繰り返している（細胞周期という）。間期はDNA合成準備期（G1）→DNA合成期（S期）→分裂準備期（G2）がある。DNAは体細胞分裂の前に複製され、DNA量が倍増される。

2．DNAは2本のポリヌクレオチド鎖の二重ラセン構造をなしている。

3．DNAの遺伝子情報からmRNAが作られることを転写という。

4．RNAの塩基配列に基づきアミノ酸がつながることを翻訳という。

問2　4

解説 減数分裂は生殖細胞で行われる分裂で、染色体数が半減する。減数分裂により1個の卵原細胞から1個の卵子（3個は極体）が、精母細胞は4個の精子ができる。

1．常染色体は22対である。

2．女性の性染色体はXXである。

3．性別は受精時に決定する。

問3　3

解説 ヒトの染色体は46本で、常染色体44本、性染色体2本である。精子および卵子の染色体は減数分裂により23本で、常染色体22本と性染色体1本である。精子がもつ性染色体はX染色体かY染色体の2種類ある。卵子はX染色体1種のみである。

問4　3

解説 胎児の発生は発育→退化→融合→分割といったプログラムされた過程を経る。発育抑制では心室中隔欠損症（胎生4〜7週）、融合不全では口唇裂（胎生6〜8週）などの奇形が生じる。

問5　4

解説 出生前の何らかの原因により、生まれつきもつ身体の異常を先天異常という。先天異常の原因に遺伝子異常と染色体異常がある。遺伝子や染色体に異常がなくても先天異常をきたすことがある。新生児の先天異常は環境要因が関与してくる。妊娠初期の自然流産児の約半数に染色体異常があるといわれている。

問6　4

解説 アルコール過剰摂取により胎児アルコール症

候群（成長障害や精神発達障害などの症状がある）が起こるのは、妊娠全周期を通してである。妊娠周期で胎芽期は妊娠3〜8週頃をいい、全身の各器官の基礎が形成される胎芽期に起こる臓器の形成異常（奇形）を総称して胎芽病という。胎芽病には放射線被曝による小頭症や低身長症などのほか、薬物、ウイルス、細菌などにより発症するものがある。胎児期は妊娠9週〜出産前をいい、各器官の機能が形成される時期である。この頃では、母体のウイルス感染など直接胎児に影響を及ぼすことで起こる機能異常や、母体の異常による酸素や栄養素が胎児に供給されないために起こる機能障害などが生じる。

問7　4
解説　トリソミーとは常染色体の数が1つ多い状態をいう。ダウン症候群は21トリソミー、エドワーズ症候群は18トリソミー、パトー症候群は13トリソミーである。ネコなき症候群は5番目の常染色体が1本少ない（染色体数は45本）病気で、満月顔、小さな眼、知能障害などの症状がみられる。

問8　3
解説　ターナー症候群は性染色体（X染色体）が1本少ない（モノソミーという）X連鎖劣性遺伝である。染色体数が45本で、外見は女性であるが、卵巣の形成不全がみられる。
1．クレチン症は常染色体劣性遺伝病の遺伝子異常である。
2．クラインフェルター症候群は性染色体劣性遺伝病でX染色体が1本（あるいはそれ以上）多い。
4．マルファン症候群は常染色体優性遺伝病の遺伝子異常である。

問9　1
解説　血友病はX染色体に存在する第8因子と第9因子遺伝子の異常によって、血液凝固因子が生まれつき不足しているX連鎖劣性遺伝である。
2．ダウン症候群は常染色体異常（21番目が3本：21トリソミー）
3．先天性風疹症候群は妊娠初期に風疹にかかった親から生まれる子にかかるウイルス感染症である。
4．フェニルケトン尿症は常染色体劣性遺伝病である。

問10　3
解説　ウィルソン病は先天性の代謝異常で、肝臓、脳、眼、腎臓などに銅がたまる病気である。発症年齢は3〜60歳と幅広い。
1．ハンチントン病は常染色体優性遺伝病である。
2．マルファン症候群は常染色体優性遺伝病である。

4．色覚異常はX連鎖劣性遺伝病である。

問11　3
解説　ターナー症候群は、性染色体が2本のところ1本（Xのみ）しかない疾患で女性しかみられない。
1．血友病は男性のみの疾患である。
2．デュシェンヌ型筋ジストロフィーは男性のみの疾患である。
4．クラインフェルター症候群は男性のみの疾患である。

問12　2
解説　ダウン症候群は21トリソミーで、卵子を形成する減数分裂の際に染色体の分裂がうまくいかないことが原因で、母親が高齢になるほど発生頻度が高くなる。独特の扁平な顔貌と巨舌症、精神発達遅滞などが特徴である。
1．ハンチントン病は自分自身で制御できない踊るような運動（舞踏病とも呼ばれる）や行動異常、認知障害を認める。
3．筋ジストロフィーは筋肉が徐々に萎縮し、筋力低下を示す遺伝性の筋疾患の総称である。そのうちデュシェンヌ型は男性だけにみられる伴性劣性遺伝（X連鎖遺伝病）である。
4．マルファン症候群は身体を形成する組織のうち、結合組織に異常がある常染色体優性遺伝である。骨、心臓、動脈、眼、歯に異常が現れる。手足も細く、やせ身で身長が高いのが特徴である。

問13　3
解説　色覚異常は網膜錐体に異常があって色の識別ができないことをいう。色覚の程度により、1色覚（色覚の欠如）、2色覚（1つの色覚が欠損）、異常3色覚（1つの色覚が鈍い）に区別される。錐体には赤・青・緑の3種類の感光物質のうちのどれかが含まれているが、赤または緑の感光物質が欠損して、赤か緑の色覚異常を起こすことが多い。X連鎖劣性遺伝を示し、多くは男性にのみ現れる。
1．川崎病は主に乳幼児にみられる全身の動脈に炎症が起きる原因不明の急性熱性疾患である。
2．B型肝炎は、B型肝炎ウイルス（HBV）が血液や体液を介して感染することで生じる肝臓の疾患である。
4．特発性（後天性）の再生不良性貧血は、骨髄の機能障害による貧血である。原因不明で、放射線、抗菌薬・抗がん剤などにより発症する。

問14　3
解説　代謝異常や内分泌異常などが主に行われている。この検査は生後5日目ごろに足底部から血液を採取し特定の検査紙で調べる。代謝異常はフェニル

ケトン尿症、メープルシロップ尿症、ホモシスチン尿症、ガラクトース血症、内分泌異常はクレチン症（甲状腺機能低下症）、先天性副腎過形成症などがある。近年、タンデムマススクリーニングが導入され、上記の代謝異常（6種）に13種類が追加された。バセドウ病や糖尿病、粘液水腫は行わない。

第9章　腫瘍

問1　3

解説 腫瘍とは異常細胞（腫瘍細胞）が自律的に、無目的に過剰に増殖してできた異常組織の集まりをいい、腫瘍を構成する細胞を腫瘍細胞という。腫瘍細胞の増殖は原因が除かれても衰えることなく継続するため、腫瘍のことを新生物ともいう。腫瘍にはかたまりをつくって増殖する固形腫瘍と、白血病のようにかたまりをつくらない造血腫瘍がある。固形腫瘍の種類は結節状・隆起状・ポリープ状・乳頭状・囊胞状・潰瘍型の形態がある。

問2　3

解説 腫瘍細胞の特徴は、核は大型で輪郭の形は不整になりやすい。核の中身は濃く染まる。細胞質は狭くなり、核／細胞質（N／C）比は高くなる。核小体は大きく、数も増加するなどがある。

問3　2

解説 上皮性の悪性腫瘍をがん腫または単にがん、非上皮性の悪性腫瘍を肉腫という。上皮性腫瘍や非上皮性腫瘍の良性腫瘍は臓器により「腫」と呼んでいる。肉腫には骨肉腫、軟骨肉腫、線維肉腫、脂肪肉腫、血管肉腫などがある。

問4　2

解説 異型度とは腫瘍細胞が母細胞（正常細胞）と本質的に異なっている性質の程度をいい、良性腫瘍は軽度で、悪性腫瘍は高度である。分化度とは細胞が成熟した状態を表し、悪性腫瘍は低く、良性腫瘍は高い。腫瘍細胞の脈管への侵入は、良性腫瘍は少なく、悪性腫瘍は多い。
1．良性腫瘍の異型度は軽度である。
3．脈管への侵入は良性腫瘍の方が悪性腫瘍より少ない。
4．細胞分裂は悪性腫瘍の方が良性腫瘍より多い。

問5　2

解説 悪性腫瘍の転移には血行性転移、リンパ行性転移、播種性転移がある。遠隔転移とは原発巣（がんが最初に発生した部分）から血液やリンパ管に入り、別の臓器や器官に移動し、そこで増殖することをいう。被膜は腫瘍細胞の周囲に盛り上がった結合組織からなり、腫瘍を取り囲み異常と正常の境が明瞭で、良性腫瘍にみられる。増殖形式は、悪性腫瘍は浸潤性、良性腫瘍は膨張性（圧排性）を行う。増殖速度は悪性腫瘍が良性腫瘍に比べ速い。

問6　4

解説 がんの組織型には扁平上皮がん、腺がん、移行上皮がん（尿路上皮がん）がある。扁平上皮がんの主ながんに皮膚がん、口腔がん、食道がん、肺がん、子宮頸部がんなど、腺がんには胃がん、大腸がん、膵臓がん、子宮体がん、前立腺がんなど、そして移行上皮がんには膀胱がんや尿管がんなどがある。

問7　2

解説 がん細胞の浸潤が腹膜・胸膜など体腔の表面に達し、やがて体腔に腫瘍をばらまくような状態で転移巣を形成することを播種または播種性転移（体腔内性転移ともいう）という。代表的なものにシュニッツラー転移、クルーケンベルグ腫瘍（転移性卵巣がん）、がん性腹膜炎、がん性胸膜炎がある。

問8　3

解説 胃・腸管などに発生した「がん」が両側の卵巣に転移して腫瘤を形成することをクルーケンベルグ腫瘍（転移性卵巣がん）と呼ぶ。若い女性に多い。

問9　1

解説 リンパ行性転移では、はじめに悪性腫瘍が発生した臓器の近くのリンパ節（局所リンパ節、所属リンパ節）に転移巣が形成される。がん細胞が最初に転移するリンパ節をセンチネルリンパ節と呼ぶ。

問10　2

解説 TNMは下記のように分類されている。

T：腫瘍tumor：腫瘍の大きさや浸潤の深さにより T1〜T4までの段階

N：リンパ節node：リンパ節転移の程度によりN0〜N3までの段階

M：metastasis：遠隔臓器への転移の有無により M0（転移なし）M1（転移あり）

問11　3

解説 病期（ステージ）はTNM分類を基本に病期Ⅰ〜病期Ⅳまでの4段階に分類している。病期Ⅰは腫瘍の浸潤が限局、転移はなく、予後は良い。病期Ⅱ期では、原発臓器ないし周辺部に拡大しているが、転移がない。病期Ⅲ期では、リンパ節転移はあるが、遠隔転移はない。病期Ⅳは遠隔転移をみとめ、予後が悪い。

問12　3

解説 がんの進行で、がん細胞の浸潤が粘膜固有層と粘膜下層からなる粘膜層までに留まっている場合を初期がんや早期がんといい、固有筋層から進行がんと呼んでいる。

問13　3

解説 非臨床がんとは病理学的検査により診断されたものをいい、症状や検査所見からがんと診断されたものを臨床がんという。オカルトがんとは検査により原発巣が明らかになったことをいう。一方、偶然に見つかったがんをラテントがんという。PET（ポジトロン・エミッション・トモグラフィー）は腫瘍の検査の１つで、ブドウ糖を体内に注射し、がん細胞がブドウ糖を吸収しやすいことを利用し画像を撮る（核医学）方法である

問14　1

解説 腫瘍の発生は、体細胞が腫瘍化（がん化）を起こすことによって始まる。発生段階は第Ⅰ過程・第Ⅱ過程を進む。この過程を二段階説という。第Ⅰの過程（イニシエーション：起始過程）は、体細胞ががん細胞に変化する。第Ⅱの過程（プロモーション：促進過程）は、がん細胞が増殖して目に見える腫瘤を形成するに至る。そして第Ⅰ・第Ⅱ過程を経て、さらにがんは成長し、周囲に浸潤・転移していく過程がある。これをプログレッション（進行）と呼ぶ。

問15　2

解説 バーキットリンパ種はEB（エプスタイン・バール）ウイルスにより発生するといわれている。
1．アスベスト　──　肺がん
3．タール　──　皮膚がん
4．ベンジン　──　膀胱がん

問16　4

解説 ウィルムス腫瘍は腎芽腫とも呼ばれる悪性腫瘍で、乳幼児期に好発し、泌尿器などの奇形を合併することがある。リンパ節や肺に転移しやすい。治療には外科的手術に加えて、放射線療法や化学療法がある。

問17　2

解説 全国がん罹患モニタリング集計2015の報告による。肺がん（男15.2%、女9.7%）大腸がん（男15.4%、女15.7%）、肝臓がん（男5.3%、女3.5%）、胃がん（男16.7%、女10.2%）である。また、女性は乳がん（20.8%）が多い。

問18　2

解説 乳がんは乳腺にみられる悪性腫瘍で、大部分は乳管や小葉などの上皮から発生する腺がんである。乳がんの発生母地となる乳腺の上皮にはホルモン感受性があり、乳がんの発生に関連する因子としてエストロゲンの作用が指摘されている。乳がんの化学療法に抗エストロゲン薬が使われる。

問19　4

解説 子宮頸がんはヒトパピローマウイルス（HPV）により発生するがんで、40〜50歳に多く見られる。扁平上皮がんである。
1．肺がんは喫煙との関連性が指摘されている。ウイルスではない。
2．前立腺がんは原因不明であるが、遺伝や食生活、加齢、喫煙などの関連性がある。
3．膵がんは60〜70歳代に好発し、家族歴、糖尿病、慢性膵炎などが発がんの危険因子である。

問20　4

解説 悪液質（カヘキシー）とは、がんの末期でみられる症状で、体重減少、食欲不振、脱力、貧血、皮膚乾燥・変色などがみられる。末梢神経付近のがんが浸潤したり増大すると、末梢神経障害が生じる。がんがリンパ節に転移することでリンパ浮腫が生じる。がん疼痛には、がんの浸潤や増大あるいは転移による組織への組織傷害、またがん治療に関連して生じる痛みなどがある。

問21　1

解説 RBは骨肉腫や網膜芽細胞腫などのがん抑制遺伝子である。卵巣がんのがん抑制遺伝子はBRCA1,2である。
2．p53　──　大腸がん、胃がん、乳がん、骨肉腫など
3．APC　──　大腸がん
4．DCC　──　大腸がん

問22　1

解説 腫瘍マーカーとは、健康なヒトでは検出されないが、腫瘍を有するヒトにおいては血中濃度が上昇する物質のことで、免疫グロブリン、がん胎児性抗原、ホルモン、酵素、がん関連抗原などがマーカーになりうる。
1．肝臓がんではα−フェトプロテイン（AFP）。
2．大腸がんの腫瘍マーカーはがん胎児性抗原（CEA）である。
3．卵巣がんの腫瘍マーカーはCA125である。
4．前立腺がんの腫瘍マーカーは酸性ホスファターゼ、前立腺特異抗原（PSA）である。

PART 3　病理学をマスター！　まとめ編

■ 第1章　病理学の概念

問1　解答

解説 病気の原因である内因と外因を知る問題。整理して覚えておくこと。

内　因		
①素因	②一般的素因	年齢、性、人種など
	③個人的素因	体質、アレルギー反応、喘息など
④遺伝子・染色体異常		ダウン症候群、色覚異常など
⑤内分泌障害		糖尿病、クッシング症候群など
⑥免疫機能の異常		食物アレルギー、花粉症など

外　因	
⑦栄養障害	タンパク質不足、ビタミン不足など
⑧物理的因子	温度、熱、電気、放射線など
⑨化学的因子	薬物、酸・アルカリなど
⑩生物学的因子	細菌・ウイルス、寄生虫など

問2　解答

解説 内因の1つであるホルモン疾患を知る問題。ホルモンの作用とともに覚えておく。

機　能	疾患名	ホルモン名	産生臓器
機能低下	①低身長症	成長ホルモン	下垂体前葉
	②クレチン症	甲状腺ホルモン	甲状腺（小児期）
	③粘液水腫	甲状腺ホルモン	甲状腺（成人期）
	④糖尿病	インスリン	膵ランゲルハンス島
	⑤アジソン病	副腎皮質ホルモン	副腎皮質
機能亢進	⑥先端肥大症	成長ホルモン	下垂体前葉
	⑦クッシング病	副腎皮質刺激ホルモン	下垂体前葉
	⑧クッシング症候群	コルチゾン	副腎皮質
	⑨バセドウ病	甲状腺ホルモン	甲状腺
	⑩アルドステロン症	副腎皮質ホルモン	副腎皮質
	⑪低血糖	インスリン	膵ランゲルハンス島
	⑫高カルシウム血症	副甲状腺ホルモン	副甲状腺（上皮小体）

問3　解答

解説 疾病の分類について知る問題。代表的な疾患と特徴を覚えておく。

分　類	各臓器の疾患例
①循環障害	脳出血、心筋梗塞、肺うっ血など
②炎症	アレルギー性皮膚炎、肺結核、細菌性肺炎など
③代謝障害	糖尿病、脂質異常、痛風、黄疸など
④先天異常・遺伝子異常	ダウン症候群、血友病、心室中隔欠損症など
⑤腫瘍	胃がん、肝がん、肺がん、乳がん、子宮筋腫など

第2章　細胞・組織の障害と修復

問1　解答

解説 萎縮と低形成、肥大と過形成について知る問題。それぞれ用語の意味、特徴を覚えておく。

名　称	特　徴
①萎縮	後天的に細胞の数や容積が減少した状態
②低形成	先天的に細胞の数や容積が減少した状態
③肥大	細胞の容積が増加した状態
④代償性肥大	２つ臓器の一方を摘出したとき、残っている臓器の状態
⑤過形成	細胞の数が増加した状態
⑥化生	喫煙などにより単層が重層扁平上皮に変わること

問2　解答

解説 種々の変性について知る問題。代表的な疾患を覚えておく。

変性名	疾患名
①タンパク質変性	アルツハイマー病、プリオン病など
②脂肪変性	動脈硬化症、脂肪肝など
③糖質変性	糖尿病、糖原病など
④色素変性	ほくろ、皮膚のシミなど

問3　解答

解説 細胞の死について知る問題。代表的な疾患や特徴をおさえておく。

分　類		代表名
①融解壊死		脳軟化症など
②凝固壊死		心筋梗塞など
③乾酪壊死		結核症など
壊疽	④乾性壊疽	ミイラ、臍の緒
	⑤湿性壊疽	肺壊疽、壊疽性虫垂炎
⑥アポトーシス		胎児の水かきの消失

問4　解答

解説 治癒過程について知る問題。一次治癒と二次治癒の違いを整理しておく。

治　癒	治癒過程
一次治癒	傷口①小さい、肉芽組織②少ない、瘢痕③残さない
二次治癒	傷口④大きい、肉芽組織⑤多い、瘢痕⑥残す

第3章　循環障害

問1　解答

解説 血流障害について知る問題。意味、違いを覚えておく。

名　称	特　徴
①虚血	動脈の血管内腔の狭窄や閉塞により、通過する血流量が減少する。
②充血	局所の動脈の血流量が増え、鮮紅色となって、温度も上昇する。
③うっ血	局所の静脈の血流量が増え、暗赤色となって、温度は低下する。

問2　解答

解説　出血の種類について知る問題。特徴、違いを覚えておく。

種　類	特　徴
①外出血	身体外部への出血をいう。
②内出血	身体内部への出血をいう。
③紫斑	皮膚や粘膜に起きた出血（点状出血、斑状出血）をいう。
④血腫	組織中に出血した塊をいう。

問3　解答

解説　出血の種類について知る問題。特徴、違いを覚えておく。

分　類	特　徴
①吐血	消化管上部から出血した血液を口から吐く状態をいう。
②下血	消化管下部から出血した血液が肛門から出る状態をいう。
③喀血	肺や気管支から出血した血液を口から吐く状態をいう。
④血尿	腎臓など泌尿器官から出血した血液を尿中に出す状態をいう。

問4　解答

解説　浮腫の原因について知る問題。原因と関与する因子を合わせて覚える。

原　因	関与する因子
①毛細血管圧の上昇	静脈の圧迫や血栓
②膠質浸透圧の低下	血漿中のアルブミン
③血管透過性の亢進	炎症
④リンパ管の狭窄・閉塞	リンパ節の切除

問5　解答

解説　血栓の種類について知る問題。特徴をつかんでおく。

種　類	特　徴
①白色血栓	血小板とフィブリンからなり、赤血球はない。 主に動脈内、心臓内に形成される。
②赤色血栓	赤血球とフィブリンからなるが、大部分は赤血球からなる。 主に静脈内で形成される。
③混合血栓	種類①と②の両者の特徴がみられる。
④フィブリン血栓	主にフィブリンからなる。主に播種性血管内凝固症候群（DIC）でみられる。

問6　解答

解説　塞栓の種類について知る問題。特徴をつかんでおく。

種　類	特　徴
①血栓性塞栓症	心臓・血管内でできた血栓により引き起こされる塞栓症。
②空気塞栓症	手術、外傷、点滴などや、潜函病などでみられる塞栓症
③羊水塞栓症	妊娠時の母体や分娩流産、帝王切開などでも認められる塞栓症。
④肺血栓塞栓症／深部静脈血栓症	エコノミークラス症候群といわれている。

問7　解答

解説 ショックの種類について知る問題。整理し、特徴をつかんでおく。

種類	特徴
①循環血液量減少性ショック	大出血、脱水、火傷（熱傷）、嘔吐などにより起こる。出血性（低容量性）ショックともいう。
②心原性ショック	心臓自体の機能低下などにより起こる。
③エンドトキシンショック	細菌からの毒素が血液中に放出されて起こる。敗血症性ショックともいう。
④アナフィラキシーショック	薬物、食物、ハチ毒などによって起きる。
⑤神経原性ショック	外傷、激痛、恐怖などの強い精神的刺激により起こる。

問8　解答

解説 高血圧の分類について知る問題。基準値をしっかりと覚えておく。

血圧の分類（単位mmHg）
※日本高血圧学会「高血圧治療ガイドライン」（2019）より一部改変

分類	収縮期血圧	拡張期血圧
Ⅰ度高血圧	①140 〜②159かつ／または③90 〜④99	
Ⅱ度高血圧	⑤160 〜⑥179かつ／または⑦100 〜⑧109	
Ⅲ度高血圧	≧⑨180かつ／または≧⑩110	
（孤立性）収縮期高血圧	≧①140　かつ　＜③90	

■ 第4章　炎症と免疫、移植

問1　解答

解説 炎症の分類を知る問題。特徴と代表的な疾患を覚える。

炎症の型		主な疾患
①滲出性炎	②漿液性炎	水疱、アレルギー性鼻炎
	③線維素性炎	線維素性心膜炎、ジフテリア
	④化膿性炎	蜂窩織炎（虫垂炎）、蓄膿症
	⑤出血性炎	インフルエンザ肺炎
	⑥壊疽性炎	ガス壊疽、壊疽性虫垂炎
⑦増殖性炎		肝硬変症、肺線維症
⑧特異性炎		結核、第3期梅毒、ハンセン病

問2　解答

解説 免疫グロブリン（抗体）の種類を知る問題。種類と特徴を覚えておく。

種　類	特　徴
①IgE	肥満細胞や好塩基球に結合し、ヒスタミンが放出されアレルギー反応を起こす。
②IgM	赤血球の抗原に反応する抗体（血液型ABO）として働く。胎盤は通過しない。
③IgD	Bリンパ球の活性に必要な抗体である。
④IgG	免疫グロブリンの75％を占め、抗体は胎盤を通過し、胎児に受動免疫を与える。また、Rh血液型の抗体に関与している。
⑤IgA	免疫グロブリンの10 〜 20％を占め、唾液・涙液・腸液などに分泌され、病原体の侵入を防ぐ作用があり、母乳にも含まれている。

問3 解答

解説 アレルギーの種類を知る問題。型と特徴、そして代表的な疾患を覚えておく。

種類	型	主な疾患
Ⅰ型	①アナフィラキシー型	アトピー性皮膚炎、気管支喘息、食物アレルギー、ペニシリンアレルギー
Ⅱ型	②細胞傷害型	血液不適合輸血、重症筋無力症、突発性血小板減少性紫斑病
Ⅲ型	③免疫複合体型	急性糸球体腎炎、膠原病
Ⅳ型	④T細胞依存型	接触皮膚炎、ツベルクリン反応、移植による拒絶反応
Ⅴ型	⑤刺激型	バセドウ病

問4 解答

解説 自己免疫疾患の種類について知る問題。代表的なものを覚えておく。

疾患名	主な特徴
①関節リウマチ（RA）	関節滑膜の慢性炎症による関節の痛みと運動障害を特徴とする原因不明の自己免疫疾患である。
②進行性全身性硬化症（PSS）	コラーゲンの過剰産生が生じたもので、皮膚や消化管が硬くなり肺も線維化する。強皮症ともいう。
③シェーグレン症候群	外分泌腺が重点的に侵されたもの、涙液や唾液の減少が減少し、ドライアイや口腔乾燥をきたす。
④全身性エリテマトーデス（SLE）	種々の自己抗体がつくられ、血中に多量の免疫複合体を生じ、全身の臓器や組織が侵される。
⑤ベーチェット病	T細胞の過剰反応による好中球の機能亢進が病態の基本で、粘膜に障害が生じやすい。
⑥橋本病	甲状腺を侵す自己免疫疾患で、抗サイログロブリン抗体が検出され、中年女性に好発する。

問5 解答

解説 移植に関係する語句を知る問題。

移植提供者	①ドナー
移植受容者	②レシピエント
関与する細胞	キラーT細胞
関与する抗原	ヒト組織適合白血球抗原（HLA）
臓器移植	③宿主／移植片
骨髄移植	④移植片／宿主
問題点	⑤拒絶反応

第5章　感染症

問1　解答

解説 細菌の種類と疾患（感染症）について知る問題。

病原体の種類		主な感染症
①プリオン		クロイツフェルトーヤコブ病など
②ウイルス		インフルエンザ、麻疹、エイズ、風疹など
細菌	③リケッチア	発疹チフス、ツツガムシ病、紅斑熱など
	④クラミジア	トラコーマなど
	⑤一般細菌	コレラ、腸チフス、破傷風など
	⑥スピロヘータ	梅毒、回帰熱、ワイル病など
⑦真菌		カンジタ症、クリプトコッカス症、水虫など
⑧原虫		アメーバ赤痢、マラリアなど
⑨寄生虫		回虫症、アニサキス症、フィラリアなど

問2　解答

解説 動物由来感染症について知る問題。

病原体の種類		感染症	感染源となる動物種
①ウイルス		狂犬病	イヌ、ネコ、コウモリ
		ウエストナイル熱	野鳥、カラス
細菌	②一般細菌	ペスト、サルモネラ、Q熱	プレリードッグ、リス、ウシ、ネコなど
	③クラミジア	オオム病	小鳥、野鳥
	④スピロヘータ	レプトスピラ症	ネズミ
⑤真菌		皮膚糸状菌症	イヌ
⑥原虫		トキソプラズマ症	ネコ
⑦寄生虫		エキノコッカス症	イヌ、キツネ

問3　解答

解説 食中毒の原因菌類について知る問題である。※①〜③および⑤、⑥は順不同

分　類		原因菌
感染型食中毒	細胞障害性	①病原性大腸菌、②サルモネラ属、③腸炎ビブリオ
	毒素産生性	④ウェルシュ菌、毒素原性大腸菌
毒素型食中毒		⑤黄色ブドウ球菌、⑥ボツリヌス菌

問4　解答

解説 母子感染の種類について知る問題。感染経路についてもしっかりとおさえる。

感染経路	病原体
①経胎盤感染	梅毒トレポネーマ、トキソプラズマ、風疹ウイルス、サイトメガロウイルス（CMV）、エイズ（HIV）
②産道感染	B型肝炎ウイルス（HBV）、クラミジアートラコマティス、単純ヘルペスウイルス（HSV）、CMV、HIV
③母乳感染	ヒトT細胞白血病ウイルス1型（HTLV-1）、CMV、HIV

■ 第6章　代謝障害

問1　解答
解説 肥満と脂質異常・数値について知る問題。基準値を覚えておく。

検査項目	病名
BMI値	①25以上を肥満
LDLコレステロール値	②140mg/dL以上を高LDLコレステロール血症
HDLコレステロール値	③40mg/dL未満を低HDLコレステロール血症
トリグリセリド値	④150mg/dL以上を高トリグリセリド血症

問2　解答
解説 全身性アミロイドーシスの分類について知る問題。

病型	アミロイドを構成するタンパク質
①原発性アミロイドーシス	免疫グロブリンのL鎖
②続発性アミロイドーシス	アミロイド関連タンパク質
③家族性（遺伝性）アミロイドーシス	トランスサイレチン変異タンパク質
④透析アミロイドーシス	β2ミクログロブリン

問3　解答
解説 糖尿病の診断基準について知る問題。検査項目と数字を覚えておく。

検査項目	検査値
空腹時の血糖値	①126mg/dL以上
75g糖負荷試験の2時間値	②200mg/dL以上
随時血糖値	③200mg/dL以上
HbA1c（NGSP値）	④6.5%以上

問4　解答
解説 黄疸の分類について知る問題。

分類	ビリルビン値
①溶血性黄疸	ヘモグロビン分解亢進による間接型ビリルビン値の増加
②肝性黄疸	ビリルビン代謝障害による直接型ビリルビン値の増加
③閉塞性黄疸	ビリルビン排泄障害による直接型ビリルビン値の増加
④核黄疸	新生児にみられる黄疸で間接型ビリルビン値の増加

■ 第7章　老化と死

問1　解答
解説 脳死判定基準について知る問題。脳死と植物状態（遷延性意識障害）の違いも覚えておく。

法的脳死判定の項目

①深い昏睡	④平坦な脳波
②瞳孔の固定・散大	⑤自発呼吸の消失
③脳幹反射の消失	⑥一連の検査をを6時間以上あけて再度行う。 ※生後12週から6歳未満の小児は24時間以上あける。

問2　解答

解説 死体の解剖の種類について知る問題である。

種類	特徴
①系統解剖	医学の教育や研究のために行う。
②病理解剖	診断・治療の適否を調査する。剖検ともいう。
③司法解剖	犯罪捜査の目的で行う。
④行政解剖	犯罪の可能性のない異常死について死因を特定する。

■ 第8章　先天異常と遺伝子異常

問1　解答

解説 先天性奇形の発生機構について知る問題。

発生機構	奇　形
①発育抑制・遺残	心室中隔欠損症、動脈管開存症、メッケル鼓室
②過剰形成	多指症、多乳頭症
③融合不全	口唇裂、口蓋裂、無脳症、双角子宮
④分割不全	結合体（一卵性双生児）
⑤臓器の位置異常	内臓逆位症（右胸心）、大血管転移症、馬蹄腎
⑥性徴の混在	真性半陰陽、仮性半陰陽

問2　解答

解説 性染色体異常について知る問題。

疾患名	特　徴
①クラインフェルター症候群 (性染色体数的異常)	男性の持つXY染色体のうち、X染色体が1つ多い（それ以上多い場合もある）ことによる、男性のみに発生する異常。
②ターナー症候群 (性染色体数的異常)	性染色体Xのみで女性に発生する異常。多くは流産するが、出生後は成長に伴い二次性徴の欠如や無月経などがみられる。
③血友病 (X連鎖劣性遺伝)	血液を凝固させる因子が不足または欠如しているため、出血が止まりにくいという症状をもち、男性にみられる。
④進行性筋ジストロフィー (X連鎖劣性遺伝)	筋肉が萎縮し、筋力低下を示す遺伝性の筋疾患の総称である。特に頻度の高いのがデュシェンヌ型で、男性だけにみられる。

問3　解答

解説 常染色体異常について知る問題。おもな疾患と特徴をつかんでおく。

疾患名	特徴
①ハンチントン病 （常染色体優性遺伝）	自身で制御できないように踊るような運動（舞踏病とも呼ばれる）や行動異常、認知障害などを示す難病である。
②マルファン症候群 （常染色体優性遺伝）	骨、心血管、動脈、眼、歯などに異常がみられる。手足も細く、痩身であるが、高身長、クモ指という特徴がある。
③フェニルケトン尿症 （常染色体劣性遺伝）	アミノ酸をチロシンに分解する酵素の遺伝的欠損により発症する。脳の発育障害や脳波の異常、けいれんなどがみられる。
④クレチン症 （常染色体劣性遺伝）	先天的な甲状腺の機能障害によりホルモン分泌が不足し、身体的、精神的な発育の遅れがみられる。
⑤色素失調症 （常染色体優性遺伝）	皮膚の異常のほか、頭髪、爪、眼などさまざまな異常を伴う。男児の場合はほとんど死産で、圧倒的に女児に多くみられる。
⑥ダウン症候群 （常染色体数的異常）	21トリソミー。低身長や小頭、特有の顔つき、巨舌で口が閉じにくい、大人しく、あまり泣かないなどの特徴を持つ。
⑦エドワーズ症候群 （常染色体数的異常）	18トリソミー。女児に多い染色体異常で、知的障害や唇の奇形、心疾患が多くみられる。
⑧パトー症候群 （常染色体数的異常）	13トリソミー。小頭症で眼球が小さいなどの頭部の異常や手指の異常、脳機能障害や発育遅滞、重度の心疾患などがみられる。
⑨猫なき症候群 （常染色体数的異常）	5番目の染色体が欠損している。重度の知的障害のある異常である。出生時に猫のような泣き声をすることから呼ばれている。

第9章　腫瘍

問1　解答

解説 良性腫瘍と悪性腫瘍の相違点について知る問題。

相違点	良性腫瘍	悪性腫瘍
細胞異型	軽度	高度
構造異型	①軽度・成熟型	②高度・未熟型
分化度	③高い	④低い
発育速度	遅い	早い
細胞分裂	⑤少ない	⑥多い
浸潤型式	⑦膨張性	⑧浸潤性
被膜の有無	ある	ない
脈管への侵入	少ない	多い
転移	少ない	多い
再発頻度	低い	高い
全身への影響	小さい	大きい

問2　解答

解説 主ながん腫の組織型について知る問題。

がん腫の組織型	発生臓器
①扁平上皮がん	皮膚、口腔、食道、肺、子宮頸部など
②腺がん	胃、大腸、膵臓、乳腺、子宮体部、前立腺など
③移行上皮がん	膀胱、尿管など

問3　解答

解説 がんの転移の特徴と進行状態について知る問題。

転移と進行状態	特　徴
①ウィルヒョウ転移	消化器がんが左鎖骨のリンパ節に転移すること
②シュニッツラー転移	消化器がんがダグラス窩に転移すること
③クルーケンベルグ腫瘍	消化器がんが卵巣に転移して腫瘍を形成すること
④ラテントがん	偶然に見つかったがんで、偶発がんともいう
⑤オカルトがん	原発巣が明らかになったこと
⑥センチネルリンパ節	がんが最初に転移するリンパ節のこと

問4　解答

解説 主ながん抑制遺伝子について知る問題。

がん抑制遺伝子	異常のみられるおもな腫瘍
①PB	網膜芽細胞腫、骨肉腫、乳がん
②p53	大腸がん、胃がん、肺がん、乳がん、子宮がん
③WT 1	ウィルムス腫瘍
④APC	大腸がん、胃がん、肝芽腫
⑤DCC	大腸がん、急性・慢性白血病
⑥NF 1	神経線維腫症
⑦BRC1,2	乳がん、卵巣がん

問5　解答

解説 主な腫瘍マーカーについて知る問題。

腫瘍マーカー	代表する主ながん	腫瘍マーカー	代表する主ながん
AFP	①肝細胞がん	PSA	④前立腺がん
CEA	②大腸がん	CA125	⑤卵巣がん
CA19- 9	③膵臓がん	hCG	⑥絨毛がん

問6　解答

解説 主な職業がんについて知る問題。

がんの種類	発がん因子となる物質	発生しやすい職業
①皮膚がん	タール、ヒ素、電磁波	工業従事者、精錬工、放射線技師
②肺がん	タール、放射線、ニッケル、ビス（クロロメチル）エーテル	工業従事者、坑夫、精錬工
③肺がん・中皮腫	アスベスト	工業従事者、建築業
④膀胱がん	2-ナフチルアミン、ベンジジン、4-アミノビフェニル	工業従事者、染料関係従事者、ゴム工業従事者
⑤白血病	放射線、ベンゼン	放射線技師、医療従事者、工業用溶媒・ゴム工業従事者
⑥肝血管肉腫	塩化ビニルモノマー	塩化ビニル製造従事者

問7　解答

解説 がんの治療法について知る問題。

治療法	使用物質
①外科手術	手術によりがんを切除する方法
②放射線療法	X線・α線・β線・中性子線などを用いた方法
③化学療法	抗がん剤などを用いた方法
④ホルモン療法	エストロゲン、アンドロゲンなど用いた方法

入学前の課題に最適！病気の基礎をざっとおさえる

0 時間目のメディカルドリル

病気のしくみとなりたち
要点整理&ドリル
ゼロから学ぶ病理学のキホン

監修　安谷屋均
編集　SENKOSHAメディカルドリル編集部

「人体のしくみとはたらき要点整理＆ドリル」の姉妹編が、よりわかりやすくなって登場。病気って何だろう？身体の中で何が起きているのだろう？といった基本をわかりやすく解説。すべての基本となる細胞の損傷と先天異常、そして病気を細胞レベルで捉えたときに基本となる代謝異常、循環異常、腫瘍、炎症について学習します。入学前に「病気とは？」がしっかりと学習できる1冊です。

0 時間目のメディカルドリル

試験感覚で学習内容を振り返る力試し
100問テストつき 別冊

問題、解答集ともに別冊だから
試験としてつかえる！

NEW 病気の しくみとなりたち
要点整理&ドリル
ゼロから学ぶ病理学のキホン

監修　安谷屋　均　新・沖縄県立看護大学教授
編集　SENKOSHA メディカルドリル編集部

教科書を開く前、授業が始まる前＝0時間目の学習に最適！	項目ごとの練習問題と別冊のテストで実力アップ！
2週間で病理学の基本をおさえる！	要点整理＋ドリルで初学者でもムリなく学べる！

SENKOSHA

- 🐾 要点整理とドリルを組み合わせたハイブリッドテキスト 🐾
- 🐾 大好評だった旧版をさらに見やすく、わかりやすく改訂
- 🐾 初学者でも理解できるようにこだわった平易な解説
- 🐾 14日間（2週間）で病気の基本がよくわかる！ 🐾

初学者に絞った簡潔な解説だからわかりやすい！

すべて本体ドリルを学習すれば解ける問題だから力試しに最適！

シンプルなイラストだから全体的なイメージがわきます。

おさらいドリルで知識を確認しながら学習できます。

試験さながらの4択問題だからテスト感覚で臨めます！

本体1,500円＋税　　AB判／64頁＋別冊100問テスト＆別冊100問テスト解答集　　ISBN978-4-906852-14-7